ÉTUDE COMPARÉE

DU

MÉDICAMENT

ET DE LA

SÉRIE MÉDICAMENTEUSE

DE LA SÉRIE SÉDATIVE ET EXCITO-MOTRICE

LE MAL DES MONTAGNES

(Étude de Physiologie pathologique)

PAR

LE Dᴿ DUBOUÉ

(DE PAU)

MEMBRE CORRESPONDANT DE L'ACADÉMIE DE MÉDECINE DE PARIS

PARIS

G. MASSON, ÉDITEUR

LIBRAIRE DE L'ACADÉMIE DE MÉDECINE

120, BOULEVARD SAINT-GERMAIN, 120

—

M DCCC LXXXI

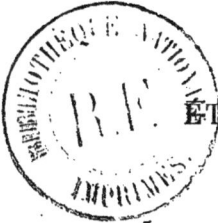

ÉTUDE COMPARÉE

DU

MÉDICAMENT

ET DE LA

SÉRIE MÉDICAMENTEUSE

DU MÊME AUTEUR

Essai sur l'expérimentation thérapeutique (Thèse inaugurale : Paris,1859).

Étude clinique sur un signe peu connu pouvant servir au diagnostic des fièvres larvées paludéennes (*Moniteur des Sciences;* Paris, 1861).

Nouvelles Recherches sur le diagnostic des fièvres larvées paludéennes (*Moniteur des Sciences;* Paris, 1862).

Mémoires sur l'emploi d'un nouveau procédé autoplastique ou à lambeaux dans l'opération de la fistule vésico-vaginale (*Mém. de la Soc. de chir.,* t. VI, 1865).

De l'Hématocèle utéro-ovarienne extra-péritonéale (*Bull. de la Soc. de chir.,* 1865, t. VI, 2ᵉ série).

Note sur deux cas de hernie étranglée (*Bull. de la Soc. de chir.,* 1856, t. VI, 2ᵉ série).

De l'Impaludisme (1 vol. grand in-8º. Alexandre Coccoz, édit.; Paris, 1867.

Sur un procédé nouveau de l'opération du phimosis (procédé du fil conducteur.) (*Bull. de la Soc. de chir.,* 1869, t. X, 2ᵉ série).

Note sur l'emploi et les bons effets du tanin dans la pleurésie et notamment dans la pleurésie chronique purulente (*Gaz. hebd. de méd. et de chir.;* Paris, 1872).

De l'odeur acide de l'haleine, comme signe du diabète (*Bull. de la Soc. de chir.,* 1872, t. I, 3ᵉ série).

Recherches sur les propriétés thérapeutiques du seigle ergoté. Action comparée de divers médicaments et en particulier de la quinine, de l'arsenic, de l'eau froide, du seigle ergoté et de la propylamine (In-8º, 1873, 220 p.).

Observation de grossesse extra-utérine, gastronomie, guérison, fistule intestinale au niveau de l'ombilic (*Arch. de Tocologie;* Paris, 1874).

De l'action du sulfate de quinine sur l'utérus (*Annales de Gynécologie;* Paris, 1874).

De quelques principes fondamentaux de la thérapeutique. Applications pratiques. Recherches sur les propriétés du sulfate de quinine, de l'eau froide, de l'arsenic, du seigle ergoté, du tanin et du permanganate de potasse, de la pathogénie des lésions morbides et du traitement rationnel du choléra (In-8º de 156 p., 1876).

Des bons effets du tanin dans un cas de vomissements incoercibles pendant la grossesse (In-8º, 1878).

De la Physiologie pathologique de la fièvre typhoïde et des indications thérapeutiques qui en dérivent (In-8º de 148 p., 1878).

De la Physiologie pathologique et du traitement rationnel de la rage (In-8º de 269 p., 1879).

Esquisse de climatologie médicale sur Pau et les environs (In-8º de 115 p., 1880).

Paris. — Typ. de G. Chameroi, 19, rue des Saints-Pères. — 11740.

ÉTUDE COMPARÉE

DU

MÉDICAMENT

ET DE LA

SÉRIE MÉDICAMENTEUSE

DE LA SÉRIE SÉDATIVE ET EXCITO-MOTRICE

LE MAL DES MONTAGNES

(Étude de Physiologie pathologique)

PAR

LE DR DUBOUÉ

(DE PAU)

MEMBRE CORRESPONDANT DE L'ACADÉMIE DE MÉDECINE DE PARIS

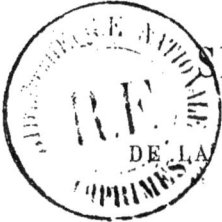

————⇥❈❂❈⇤————

PARIS

G. MASSON, ÉDITEUR

LIBRAIRE DE L'ACADÉMIE DE MÉDECINE

120, BOULEVARD SAINT-GERMAIN, 120

1881

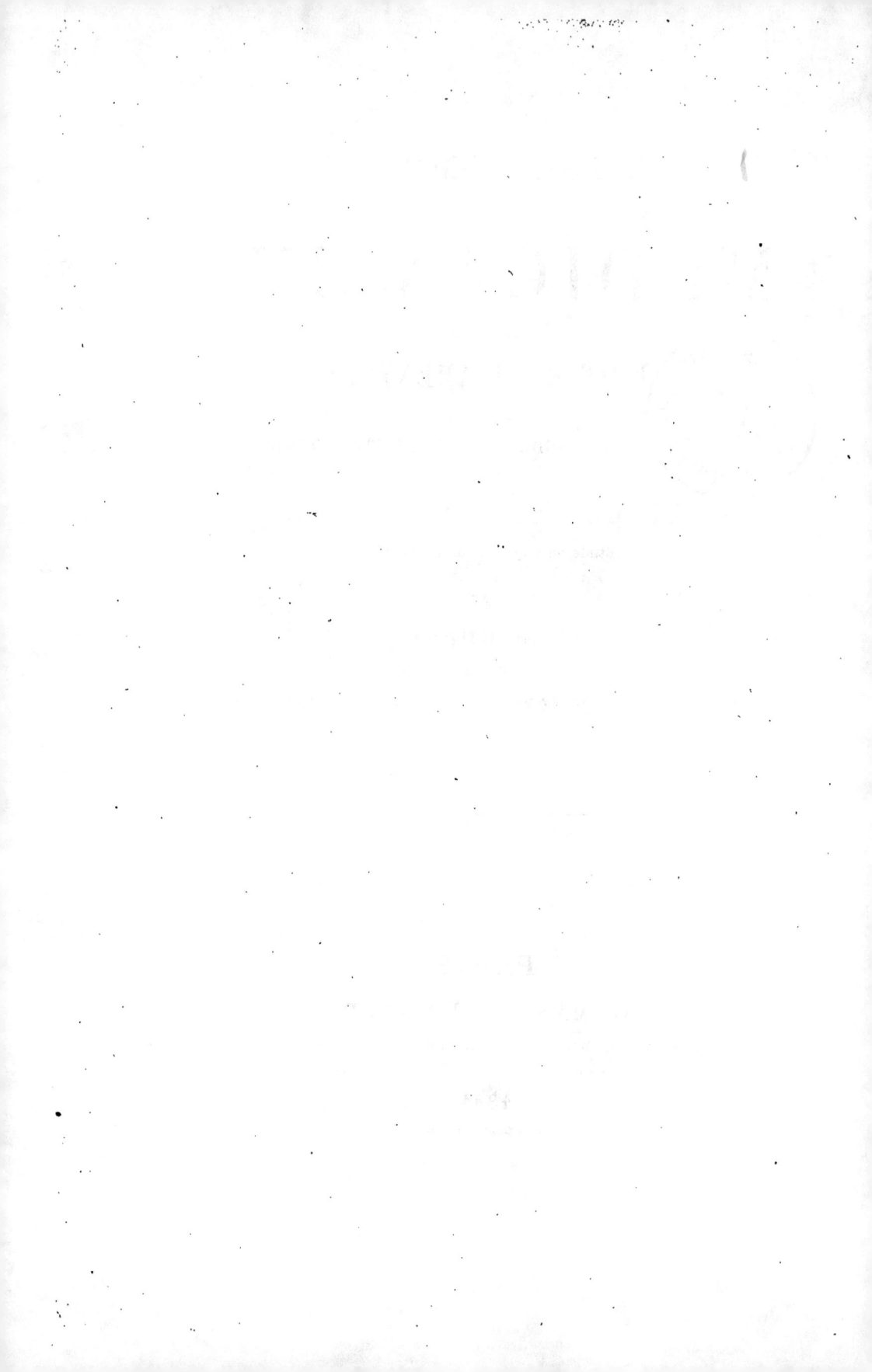

PRÉFACE

Au moment où j'ai conçu le projet de publier ce travail, je me proposais d'en condenser les propositions principales dans un court exposé que je devais lire devant l'Académie de médecine. Ce procédé expéditif, éminemment favorable au progrès de chaque jour, peut être appliqué sans inconvénient par le premier venu, lorsque la thèse que l'on a à soutenir ne touche pas à des sujets variés et peut se renfermer dans des limites assez restreintes, sans qu'on ait à s'écarter un seul instant des vérités généralement reçues. Mais, quand on est obligé de faire de fréquentes excursions dans le champ presque illimité de la pathologie générale pour prouver certaines assertions dont la nouveauté seule peut paraître étrange, la concision risque de nuire à la clarté de la démonstration, et l'on se trouve entraîné malgré soi à développer plus amplement ses idées.

Pour pouvoir procéder autrement, dans la dernière hypothèse que j'indique, il faudrait être assuré de se trouver en possession complète de la confiance publique. Or il est sage dans le doute et *à fortiori* quand on est sûr du contraire, de supposer qu'on ne l'a pas encore et de s'efforcer de la mériter pour l'avenir. Il est toujours malaisé de l'obtenir, surtout quand on se meut péniblement dans une retraite obscure, loin de tout rayon solaire vivifiant. Mais qu'importe le temps, lorsqu'on a sans cesse les yeux tournés vers cette vérité consolante, que le travail n'est nulle part stérile et nous met sûrement à l'abri des dédains et des injustices de l'orgueil, de quelque côté que souffle cette malfaisante passion!

Il faut donc savoir se résigner, quand on ne peut pas être cru sur parole, à prouver tout ce que l'on avance et à imposer ainsi à ceux qui auraient le loisir ou le courage de vous lire une rude besogne qu'on aurait voulu leur éviter. Aussi, ai-je dû renoncer à mon premier projet, ou du moins n'ai-je pu l'exécuter qu'en partie, en communiquant à l'Académie de médecine le seul résumé du travail plus complet que je soumets aujourd'hui à la libre et entière appréciation de mes confrères.

Que celle-ci me soit ou non favorable, il me restera toujours la satisfaction d'avoir cédé à ce que je crois être pour tout médecin un impérieux devoir professionnel. Ce devoir consiste, en effet, à dire ouvertement toute sa pensée, quand on a bien et dûment acquis la certitude que celle-ci peut être utile à quelques-uns de ceux qui souffrent, ainsi qu'à tous ceux qui se résignent difficilement à masquer souvent leur impuissance par des simulacres de traitement, ou, ce qui revient au même, à assister indifférents ou impassibles aux souffrances des autres, sans chercher à y porter remède par la seule et unique voie dont il soit permis d'attendre quelque bien. Cette voie nous est tracée, d'une part, par l'expérience de nos devanciers dont nous devons toujours mettre à profit les précieux enseignements, et, d'autre part, par le contrôle incessant de tous nos actes, lequel, en nous conduisant parfois à des vues toutes nouvelles, nous permet cependant de ne jamais nous écarter des règles de prudence et de bon sens que la plus vulgaire réflexion peut suggérer à notre esprit.

H. DUBOUÉ.

Pau, le 15 octobre 1881.

ÉTUDE COMPARÉE
DU MÉDICAMENT

ET DE

LA SÉRIE MÉDICAMENTEUSE

DE LA SÉRIE SÉDATIVE

ET EXCITO-MOTRICE

Une expérience déjà assez longue m'a montré que si l'on gagne toujours pour sa propre instruction à donner un libre cours à son activité pour les recherches scientifiques, la prudence exigerait parfois qu'on se montrât sobre de publications, lorsqu'il s'agit principalement d'exposer une série d'idées qui s'enchaînent et dont le lien ne peut être bien vu que de ceux ayant le ferme désir de connaître l'ordre logique où elles se sont développées peu à peu, par une longue suite d'inductions légitimes et d'observations consciencieuses.

J'avais conçu le projet, pour ma part, de n'abuser désormais de la patience de personne, et je n'aurais pas manqué de me renfermer pour longtemps dans ce silence salutaire, si je n'avais pas cru devoir céder à un très vif sentiment de reconnaissance envers l'Académie, en venant lui apporter tel quel mon humble appoint de travail, pour l'insigne honneur qu'elle m'a fait de me compter au nombre de ses correspondants nationaux.

Une autre pensée m'a enhardi, c'est que je m'adresse à des hommes dont j'ai déjà pu apprécier toute l'indulgence et qui,

1

connaissant les innombrables difficultés de la pratique médicale, ne voudront pas me reprocher sans doute d'en avoir abordé quelques-unes avec cet amour du progrès inséparable du désir bien naturel de soulager ses semblables et qui n'exclut en aucune façon le sentiment trop justifié de sa propre faiblesse. La thérapeutique, d'ailleurs, quoique très riche de faits, n'est pas encore parvenue à des vues générales si univoques et si parfaites, qu'elle n'ait pas encore besoin des efforts de tous, pour entrer en possession de ses vrais principes d'action et prendre dans un avenir peut-être peu éloigné un essor rapide et bienfaisant. A une époque où tout progresse autour de nous, il n'est guère facile de se faire à cette idée que cette branche si utile de la médecine, la plus utile même, doive rester indéfiniment à la période de l'alchimie, et ne puisse pas s'engager à son tour dans la voie si fructueuse et si brillante parcourue en peu de temps par la chimie moderne.

Dans toutes les sciences d'observation, l'analyse a dû nécessairement précéder la synthèse. Il faut d'abord recueillir des faits et les recueillir le plus fidèlement possible, avant de songer à les coordonner, avant de chercher le lien naturel qui les unit. Mais ce serait une erreur de croire qu'il fallût connaître tous les faits *observables* avant de se livrer sur eux au moindre effort synthétique. Erreur des plus grandes en effet, et presque chimérique! Car comment assigner d'avance la limite des faits observables? Et ne sait-on pas, d'ailleurs, que le nombre de ceux-ci est, pour ainsi dire, indéfini, et devient par là même incalculable? La synthèse est permise dès lors, le jour où l'on possède un certain nombre de faits comparables, et elle voit chaque jour son domaine s'étendre, à mesure qu'aux observations déjà connues viennent s'en ajouter de nouvelles qui les complètent ou les éclairent d'une lumière plus vive. Bien plus, en admettant même qu'il soit prématuré, chaque essai de groupement fait recueillir de nouveaux faits, en dirigeant les recherches dans une voie toute nouvelle ou insuffisamment explorée.

Ces explications étaient nécessaires pour bien faire com-

prendre qu'on ne saurait nullement taxer de témérité l'entreprise qu'on aurait conçue de se livrer à quelques efforts de
synthèse, dans un tout petit recoin de la thérapeutique. Une
pareille entreprise, d'ailleurs, est loin d'être nouvelle, et l'on
n'a, pour s'en convaincre, qu'à jeter un coup d'œil sur n'importe quel traité sur la matière, où les faits sont non seulement analysés, mais encore soumis à des groupements qui
sont pour la plupart utiles, quoique faits avant l'heure.

Il faut donc bien se garder d'ébranler sans une nécessité
bien reconnue les classifications déjà admises, pour leur en
substituer d'autres également défectueuses. Si l'on habite
une demeure dont on veuille modifier l'aménagement intérieur, qui laisse beaucoup à désirer, on ne s'avisera pas sans
doute de la démolir de fond en comble. Loin de là, on cher-
chera à mettre en harmonie la disposition nouvelle avec
l'ancienne, et l'on s'abritera, en attendant, sous le seul toit
qui puisse nous assurer quelque sécurité. Pour faire œuvre
véritablement utile en thérapeutique, il faut bien plutôt chercher à asseoir les bases d'un ou de plusieurs groupements
naturels de faits, de façon que le travail que l'on commence,
si exigu qu'il soit, puisse un jour trouver sa place dans le
grand travail d'ensemble que l'avenir seul permettra de mener
à bonne fin.

I

DE LA NÉCESSITÉ DE LA MÉTHODE DANS LES RECHERCHES DE THÉRAPEUTIQUE

Le bon vouloir ne suffit pas pour faire de la thérapeutique
utile. Il faut s'y initier de bonne heure par une préparation
des plus soigneuses, de la même façon qu'un homme sage ne
tente rien de nouveau, dans le commerce ou l'industrie, qu'il
n'ait auparavant calculé les chances, bonnes ou mauvaises,
de son entreprise, qu'il n'ait cherché à prévoir les obstacles

de tout genre qu'il ne manquera pas de rencontrer, qu'il n'ait, au préalable, aperçu distinctement le but vers lequel doivent tendre tous ses efforts, qu'il n'ait enfin comparé ce but avec celui qu'on poursuivait avant lui. De là la nécessité, au seuil même de toute recherche particulière, d'aborder certaines questions générales dans la solution desquelles l'esprit trouvera des règles sûres et méthodiques pour apprendre à se guider dans une direction inconnue.

Sans avoir la prétention de passer toutes ces questions ou ces règles en revue, nous nous bornerons à signaler celles qui nous ont principalement guidé dans ce travail.

Il n'est pas difficile de voir, en premier lieu, que la thérapeutique actuelle est en pleine période analytique, et qu'à part un certain nombre d'heureuses exceptions, les diverses classifications dont elle a été l'objet ne peuvent nous être que d'une médiocre utilité, parce qu'elles reposent sur une base trop générale et trop complexe, je veux parler de l'effet des agents médicamenteux sur l'organisme tout entier, ou tout au moins sur un ou plusieurs appareils organiques, tels que l'appareil digestif ou l'appareil respiratoire. Le premier venu peut s'assurer qu'un vomitif fait quelquefois merveille sur les voies digestives. Un thérapeutiste doit-il se contenter de cette solution si vague et si générale, et ne doit-il pas se demander successivement sur quel organe des voies digestives, sur quel tissu de cet organe et sur quel élément anatomique de ce tissu a agi le vomitif en question, pour produire cet effet prompt et salutaire?

Ce simple aperçu nous permet de voir que pour être véritablement fructueuse, la connaissance du mode d'action d'un médicament doit porter sur les divers éléments anatomiques, et non sur les composés plus ou moins complexes qui résultent de l'intrication de ces derniers.

Mais, avant d'aller plus loin, il n'est nullement hors de propos de rechercher dans quel sens peuvent être dirigées et sont dirigées en réalité les recherches thérapeutiques, à quel mobile peuvent céder ceux qui s'y adonnent, qu'ils en aient conscience ou non. Or il existe à cet égard deux classes de thérapeutistes fort distinctes : l'une, trop nombreuse encore, comprend ceux qu'on pourrait appeler les *particularistes*, et l'autre, dont le nombre s'accroît chaque jour, comprend *ceux qui ne le sont pas*. Les particularistes se livrent heureusement à d'excellents et de fort utiles travaux, et ils n'ont en général qu'une confiance trop grande dans les résultats qu'ils obtiennent. La plupart d'entre eux ne manquent pas également d'ajouter foi aux résultats proclamés par des maîtres justement renommés. Mais un pur particulariste qui se respecte se laisserait condamner aux plus affreuses tortures, plutôt que de concéder la moindre créance à ceux qu'il croit être ou qui sont au-dessous de lui. On n'a, pour s'en convaincre, qu'à se reporter à la fameuse querelle de Guy-Patin sur les propriétés de l'antimoine. Il n'y a que *ceux qui ne le sont pas* qui pensent que la *vérité thérapeutique* est bonne à prendre de toutes mains, pourvu qu'elle soit bien et dûment reconnue pour telle et qu'elle soit tenue de fournir ses preuves, de quelque part qu'elle provienne.

Cette fâcheuse tendance, qu'on ne voit presque jamais dans les sciences faites, est de nature à porter les plus grands obstacles aux progrès de la thérapeutique, et, en engendrant chez beaucoup de ses adeptes trop de contentement de soi-même uni à trop de mécontentement pour les autres, elle aboutit à un genre de scepticisme particulier trop général parmi les médecins, lequel ouvre la porte à toutes les intrusions extra-scientifiques dans le domaine thérapeutique proprement dit. Voit-on rien de semblable se produire en physique ou en chimie, et l'annonce d'un phénomène nouveau y fait-elle jeter les hauts cris par les divers expérimentateurs qui en prennent connaissance? La destruction des préjugés est donc ce qu'il importe le plus d'obtenir, si l'on veut imprimer quelque impulsion durable à n'importe quelle branche des connaissances humaines et à la thérapeutique comme aux autres.

Le but à poursuivre, en thérapeutique, ou plutôt en physiologie (car la thérapeutique ne fait qu'utiliser les matériaux, empiriques ou autres, que la physiologie devrait connaître et connaîtra un jour), le but à poursuivre, dis-je, consiste à discerner clairement les modifications passagères ou durables qu'imprime chacun des innombrables agents qui nous entourent, aux divers éléments anatomiques, isolés ou associés, qui constituent le corps humain, ou d'une manière plus générale, les corps vivants, à l'état de santé et à l'état de maladie. C'est là un problème gigantesque, sans doute, mais pas si gigantesque cependant que celui de l'immensité des cieux, qu'ont abordé les astronomes avec tant de succès. La thérapeutique, comme tous les arts, doit donc avoir son idéal, tout en sachant bien qu'elle ne le réalisera jamais, mais qu'elle peut s'en rapprocher de plus en plus.

Cela posé, existe-t-il des séries d'agents physiologiques analogues, c'est-à-dire ayant les mêmes propriétés, à des nuances près, sur tel ou tel élément anatomique? Question des plus importantes, car de sa solution, dans un sens ou dans l'autre, peut dépendre l'immobilité ou le progrès de la thérapeutique. D'où vient, en effet, cette tendance que nous venons de signaler chez les particularistes, qui comptent cependant parmi eux des hommes d'une grande expérience et d'un profond savoir? Elle vient principalement de ce qu'ils se sont bornés, pour la plupart, à l'étude du médicament, étude dans laquelle on est porté à s'isoler, au lieu de s'associer, étude jalouse et peu hospitalière, s'il en fut jamais. Si, au lieu de se restreindre à la connaissance de *ce seul médicament*, ils avaient étudié la *série médicamenteuse* à laquelle il appartient ou pourrait appartenir, ils auraient été conduits, par la force des choses, à tenir grand compte des travaux des autres, comme des leurs propres. Ils auraient épuré leurs convictions personnelles au contact des convictions des autres, et, en élargissant ainsi le cadre de leurs études, ils auraient été frappés par des rapports nouveaux que ne manque jamais de faire naître, chez chacun de nous, le rapprochement ou la comparaison de plusieurs faits similaires ou de même nature. Ils auraient vu de la sorte que le plus sûr moyen de se défaire de cet esprit d'exclusivisme vers lequel nous inclinons tous par nature, c'est de voir où il a conduit les autres, c'est de retrouver chez tant d'auteurs les mêmes termes de complaisance pour eux-mêmes, et la même sévérité d'appréciation pour les travaux des autres.

Où pourrait être le danger d'esprit de système, au contraire, pour ceux qui étudieraient une série d'agents comparables? Que leur importe que tel ou tel de ces agents tienne le premier rang, que tel autre doive être rayé de la liste, ou puisse y être ajouté? Tout en accordant un juste crédit aux personnalités importantes qui ont montré tous les avantages de telle ou telle médication, ils sont portés à rechercher la valeur des observations bien plutôt que celle des hommes qui les prônent, et ils ont ainsi plus de chances d'arriver à une appréciation saine et équitable, dépourvue tout au moins de toute exagération outrée dans un sens ou dans l'autre.

Existe-t-il donc, pour revenir à notre question, des séries d'agents physiologiques analogues? Existe-t-il, en d'autres termes, des agents qui impriment des modifications semblables à un même élément anatomique, et par suite aux tissus ou organes dont ce dernier fait partie constituante? Nous ne saurions pas affirmer, assurément, quoique la chose nous paraisse bien probable, que chaque élément anatomique ait sa série de modificateurs. Mais l'existence de séries distinctes ne saurait être un instant douteuse. Sans compter les substances dont nous ne connaissons que les modifications générales sur l'organisme, et qui exercent cependant d'une manière évidente une action élective sur certains organes, telles que l'ipéca sur les muqueuses, les cantharides sur la peau, etc., etc., n'avons-nous pas la série si naturelle des *anesthésiques*, qui agissent primitivement, sinon exclusivement, sur la *cellule nerveuse*, c'est-à-dire sur la partie fondamentale du système nerveux central?

Il peut arriver sans doute et il doit nécessairement arriver pour quelques-uns, sinon pour la plupart de ces agents physiologiques, qu'ils viennent à imprimer une modification distincte sur *plusieurs éléments anatomiques*. C'est ce qui arrive en particulier pour les anesthésiques, dont l'effet se fait non seulement sentir sur plusieurs éléments anatomiques du même animal, mais encore, comme l'a montré Claude Bernard, sur ceux qui constituent la majeure partie des corps vivants, animaux ou végétaux. Il en est de même de l'eau qui dissout les différents sels qui entrent dans la constitution des corps vivants, se combine aux substances albuminoïdes, fait cheminer les globules sanguins dans le système vasculaire, fait gonfler les tissus épithéliaux, les détache en partie ou les traverse, qui calme en même temps la sensibilité et provoque des mouvements dans les tissus contractiles, soit en agissant directement sur les fibres musculaires, soit par l'intermédiaire du système nerveux, etc., etc. Et encore faudrait-il, pour faire le dénombrement complet des propriétés physiologiques de l'eau, étudier l'action qu'elle produit à diverses températures; car tout le monde sait combien cette action est différente suivant que l'eau soit chaude, tiède, simplement froide, ou glacée. L'eau, comme beaucoup d'autres substances, et plus que d'autres, sans doute, possède donc des propriétés très diverses et peut dès lors faire partie de plusieurs séries physiologiques.

Ces séries peuvent comprendre un plus ou moins grand nombre de substances, peu importe; l'essentiel est qu'elles apparaissent distinctement et puissent être recherchées. On conçoit même aisément que quelques-unes puissent être très réduites quant au nombre d'agents qui les composent. Il y a plus : c'est que l'*oxygène,* à lui tout seul, mérite de constituer une *série,* si on envisage son rôle important et exclusif dans sa combinaison avec les divers tissus, pour l'accomplissement de la grande fonction respiratoire. D'autres séries, au contraire, doivent comprendre un très grand nombre de substances : telle est en particulier la série *sédative* et *excito-motrice,* laquelle comprend un si grand nombre d'agents journellement utiles, très utiles même à la pratique médicale et dont nous allons bientôt envisager les propriétés générales, à l'état de santé et à l'état de maladie.

Mais ce dont on doit bien se pénétrer, c'est que l'étude de ces séries, pour être profitable, ne doit pas être faite à la légère et demande au contraire à être très approfondie. Il devient donc indispensable de procéder avec lenteur dans ces recherches difficiles, et mieux vaut concentrer toute son attention sur une de ces séries, plutôt que d'éparpiller ses forces à l'examen superficiel d'un certain nombre d'entre elles.

Ce que nous venons de dire nous permet de comprendre deux vérités importantes en thérapeutique : 1° *que le même agent physiologique puisse se montrer utile, à des degrés divers, dans un grand nombre de cas pathologiques d'une nature très différente*, en restituant à l'un ou l'autre des éléments anatomiques altérés, ou à plusieurs, les propriétés fondamentales dont ceux-ci jouissent à l'état de santé ; 2° que *différents agents*, pour la même raison, *puissent convenir, quoiqu'à des degrés divers, au même cas pathologique*. Si l'on connaît, par exemple, le mode d'action de l'un des corps de la série anesthésique, on saura qu'il est le même, à des nuances près, pour tous les autres corps de la même série.

L'éther et le chloroforme, dit M. Dastre, dans son excellente *Étude critique des travaux récents sur les anesthésiques* [1], ne sont pas les seules substances qui jouissent de propriétés anesthésiques ; beaucoup d'autres corps voisins de ceux-ci, au point de vue chimique, exercent sur l'organisme une action analogue. La plupart des éthers sont dans ce cas : tels les éthers chlorhydrique, azotique, acétique, chlorique ; d'une façon générale, tous les hydrocarbures et leurs dérivés éthyliques et méthyliques : le sesquichlorure de carbone, le tétrachlorure de carbone, la benzine, l'amylène. On a pu dire que tous les composés carbonés, volatils ou gazeux, lorsqu'ils sont insolubles dans l'eau, sont anesthésiques : outre les précédents, cette règle permet de comprendre le bisulfure de carbone dans la liste des anesthésiques. . . . .
. . . . . . On a avancé ainsi, avec une suffisante exactitude, que le pouvoir anesthésique était proportionnel à la quantité de carbone (Ozanam, 1859).

1. *Revue des Sciences médicales*, t. XVII, p. 746, 1881.

Ce n'est pas tout assurément, pour pouvoir appliquer tels ou tels agents à la thérapeutique, de savoir que ces agents jouissent d'une propriété physiologique commune. C'est déjà un grand soulagement pour la mémoire, cependant, de n'avoir à s'enquérir que des propriétés générales d'une série, pour connaître le mode d'action physiologique des diverses substances qui entrent dans cette même série. Mais cette simple notion nous permettra de comprendre qu'on puisse traiter les mêmes affections avec un avantage égal, ou presque égal, avec des substances différentes de celles dont nous avons coutume de nous servir nous-mêmes. Nous ne serons plus tentés dès lors de crier au scandale, c'est-à-dire au système, si nous voyons des médecins instruits et convaincus de la nécessité de travailler, s'écarter de la routine, qui n'est qu'une forme déguisée de la paresse, pour appliquer au soulagement de leurs semblables tout ce qu'ils peuvent avoir d'activité, de cœur, d'intelligence et de bon sens.

Il est beaucoup d'autres conditions qu'il faudrait s'attacher à préciser et à connaître, pour être à même de se servir utilement de l'un ou l'autre de ces agents, dans la pratique. Telles sont, par exemple, celles relatives à la pureté, au meilleur mode d'emploi, à la durée d'application de cette substance, etc., etc., toutes conditions sur lesquelles nous ne voulons pas insister, pour ne pas donner trop d'extension à ce travail. Il en est une cependant que nous ne croyons pas devoir passer sous silence, parce qu'elle est peut-être moins connue, qu'elle peut offrir cependant et qu'elle offre en réalité un intérêt pratique des plus grands : nous voulons parler de la *détermination des doses à donner pour une même substance*, et de *l'équivalence des doses* pour deux ou plusieurs substances de la même série.

Une pareille détermination est beaucoup plus complexe et beaucoup plus difficile à faire qu'elle ne semble l'être au premier abord. C'est ainsi, d'une part, en n'envisageant qu'une seule substance, que la dose doit varier : 1° *suivant les susceptibilités individuelles des sujets*, et l'on observe à cet égard des

écarts parfois considérables ; 2° *suivant l'intensité de la maladie ;*
on ne peut pas songer à traiter, en effet, une fièvre pernicieuse de la même façon qu'on traiterait une fièvre intermittente simple ; 3° *suivant la nature de l'affection morbide ;* mais
il est nécessaire, à propos de cette troisième condition, de
donner ici quelques mots d'explication.

Tout le monde connaît la tolérance extrême qui s'établit
pour le tartre stibié dans la pneumonie, de même que pour
l'opium dans les hémorrhagies graves. Mais, ce à quoi l'on ne
fait pas toujours attention, quoique nous fassions allusion ici
à des faits généralement connus, c'est qu'en dehors des cas
précédents, ordinairement assez graves, il est d'autres affections morbides dans lesquelles les doses à administrer des
médicaments doivent de beaucoup dépasser les doses ordinaires, sous peine de ne pas produire les effets qu'on en
attend. Telles sont l'épilepsie, la névralgie sciatique, la lypé-
manie, etc., etc., lesquelles exigent des doses relativement
assez fortes de bromure de potassium, de sulfate de quinine,
de chlorhydrate de morphine (ce dernier en injections sous-
cutanées), etc., etc. Les mêmes remarques m'ont frappé relativement au seigle ergoté, qui doit être employé à des doses
assez fortes (de 1 gr. 50 cent. à 3 grammes par jour) dans la
fièvre intermittente, la fièvre typhoïde, le goître exophthalmique et les hémorrhagies, à des doses faibles (de 0 gr. 30
à 0 gr. 50 cent., rarement à 1 gramme par jour), dans les congestions prémonitoires de la phthisie pulmonaire, et à des
doses extrêmement faibles (de 0 gr. 15 à 0 gr. 30 cent. par
jour), dans la dyspepsie, par exemple.

Tout en sachant que, pour une raison ou pour une autre,
la dose d'un même médicament doive varier assez souvent,
il est donc nécessaire de s'attacher à connaître la *dose moyenne*
pour chaque variété d'application, et à commencer toujours,
à moins de connaître son malade, par une dose inférieure à
cette moyenne, pour l'augmenter plus ou moins rapidement,
suivant l'effet obtenu. C'est faute d'avoir réfléchi, sans doute,
à toutes ces notions pourtant bien simples, et dont l'expé-

rience nous révèle trop souvent l'importance à nos dépens, que beauconp de bons et même d'excellents médecins échouent là où de moins habiles peuvent obtenir quelques succès.

Nous ne saurions apporter la même précision en ce qui concerne les *doses équivalentes de deux ou plusieurs agents d'une même série*, et il serait bien important cependant de pouvoir la donner. Il en est de ce problème comme de beaucoup d'autres : on peut voir la difficulté sans pouvoir la lever, et le meilleur moyen d'arriver à résoudre un problème quelconque, c'est de le bien poser. A quelles doses, par exemple, devrait-on administrer l'éther, ou le chloroforme, ou l'un des carbures précités, pour obtenir un même effet anesthésique, pour arriver, par exemple, à la période de résolution musculaire ? Voilà le problème posé dans toute sa simplicité. Si l'on arrive un jour à trouver la solution demandée, les doses obtenues seront les *doses équivalentes relatives à l'effet anesthésique recherché.*

C'est là une question du plus haut intérêt et de l'importance de laquelle on s'est préoccupé bien avant nous, comme le prouve le passage suivant :

Quoi qu'il en soit, dit M. Dastre [1], cette échelle de la succession des effets, empruntée à la théorie et confirmée par l'observation, peut servir déjà à prévoir les écueils de l'emploi des anesthésiques, à comprendre les conditions de leur innocuité et à les comparer entre eux à ce point de vue. Une telle comparaison est rendue claire par la notion de ce que l'on appelle la *zone maniable.* C'est M. Paul Bert qui l'a introduite récemment dans la science. Ce qui a été dit précédemment de la résistance décroissante des divers organes nerveux fait concevoir qn'il y a une dose de l'anesthésique par laquelle on obtiendra à la fois le sommeil, la suppression de la sensibilité et la résolution musculaire, et une autre dose plus élevée qui amènerait l'arrêt du cœur et de la respiration et conséquemment la mort. Il peut arriver, à ne considérer que les possibilités, que ces deux doses soient très différentes l'une de l'autre. Dans ce cas, le chirurgien pourra administrer le toxique avec sécurité, sûr que s'il dépasse

1. *Loc. cit.*, p. 288.

quelque peu la dose nécessaire à l'effet qu'il veut obtenir, ce léger excès sera sans danger. Il aura une certaine marge devant lui : le médicament offre une *zone maniable* assez étendue ; c'est, nous le verrons, ce qui arrive pour le protoxyde d'azote. Au contraire, il peut arriver que les doses extrêmes soient assez voisines l'une de l'autre, circonstance qui contraindra le chirurgien à régler avec soin l'administration de l'anesthésique, un léger surcroît pouvant entraîner la mort. La zone maniable est alors assez restreinte ; l'éther et le chloroforme sont dans ce cas. . . . .

. . . . . . Les mesures de ce genre ne sont guère possibles aux chirurgiens qui sont obligés de procéder empiriquement dans l'administration des anesthésiques : elles commencent au contraire à s'introduire dans l'expérimentation. Ne pouvant doser les anesthésiques dans le sang, on les dose dans l'air de la respiration ; on anesthésie des chiens avec de l'air chargé de 20 0/0 de chloroforme : on les tue avec l'air à 25 0/0. La zone maniable est donc 1/4. On ne tue pas les mêmes animaux avec une quantité de protoxyde d'azote sept fois plus grande que celle qui suffit à les endormir. La zone maniable est ici supérieure à sept.

Il est encore une question que l'on peut et que l'on doit même se poser, à propos de cette *équivalence des doses,* c'est de savoir si, pour un effet donné, celle-ci peut être obtenue par tous les médicaments d'une même série. Un exemple rendra mieux notre pensée :

On comprend, à la rigueur, qu'il devienne possible de fixer l'équivalence des doses de chacun des fébrifuges connus, quand il s'agit de traiter une fièvre intermittente simplement rebelle ou de moyenne gravité. Mais existe-t-il, à l'heure actuelle, un fébrifuge capable, à n'importe quelle dose, de couper une fièvre pernicieuse dont le traitement exige une dose quotidienne de 2 ou 3 grammes, par exemple de sulfate de quinine ? Je ne le crois pas, pour ma part, et, dans tous les cas, je n'oserais pas tenter de le savoir. Le seul médicament qu'on pourrait mettre en parallèle à cet égard avec la quinine, l'arsenic, est trop dangereux et trop difficile à manier pour qu'on puisse se livrer à un pareil essai en toute sécurité. Il y a plus : c'est qu'en admettant même qu'on eût à sa disposition un médicament des plus inoffensifs, le même essai devrait être absolument rejeté sur l'homme, parce qu'on ne doit jamais recourir à un moyen douteux quand on en possède un des plus sûrs pour arracher un de ses semblables à une mort imminente.

Ce n'est donc que du hasard ou d'un cas de nécessité absolue que nous pouvons attendre un pareil enseignement. Mais, en admettant même qu'on arrive à trouver un fébrifuge d'une valeur supérieure à celle du sulfate de quinine, la même difficulté surgira au sujet de la comparaison à établir entre ce fébrifuge et les autres succédanés, de telle sorte que l'équivalence des doses ne puisse pas toujours être portée avec précision pour un effet thérapeutique déterminé. Cela ne doit nullement empêcher de la rechercher avec grand soin, chaque fois qu'il deviendra possible de le faire. Ce serait le seul moyen d'établir, avec le temps, une sorte d'ordre hiérarchique entre les médicaments d'une même série, de fixer, pour ainsi dire, leur *coefficient thérapeutique.*

Avant de terminer ces généralités, que nous sommes loin de regarder comme oiseuses (car ce sont elles qui nous ont guidé dans toutes nos recherches), nous croyons devoir aborder une question qui mérite quelques développements, en raison de son importance capitale. Il n'y a que ceux qui n'ont pas appris la médecine qui puissent en nier les bienfaits. Voilà ce que nous pourrions répondre, sans mentir à notre conscience, à tous ceux qui la dénigrent. Mais d'où vient que des hommes très instruits, en les supposant tous équitables, méconnaissent ces bienfaits? D'où vient encore que tout le monde, les plus ignorants comme les plus instruits, soient frappés des bienfaits de l'hygiène, de ceux de l'obstétrique et de la chirurgie?

Ce n'est pas une simple thèse de philosophie spéculative que nous voulons examiner ici ; c'est bel et bien une question pratique, une question d'hygiène professionnelle au premier chef, puisque nous recherchons la cause du mal qu'on nous fait ou qu'on veut nous faire, pour pouvoir nous mettre plus sûrement à l'abri des attaques de nos injustes détracteurs. Or il

faut bien savoir s'avouer et se dire certaines vérités : si les bienfaits de la médecine sont généralement méconnus, c'est que
les médecins n'ont pas su les *rendre évidents*, comme ont déjà
su le faire pour leurs résultats les accoucheurs et les chirurgiens. Il suit de là cette conclusion pratique indéniable, c'est
que si nous voulons obtenir cette évidence, nous devons poursuivre résolument la *certitude des résultats thérapeutiques*,
laquelle peut seule la donner, et au public qui nous juge et à
nous-mêmes en premier lieu. — Un médecin versé dans
les connaissances de l'hygiène remarque que tous ceux qui
ont bu d'une certaine eau sont devenus ou deviennent malades. Il reconnaît d'après certains indices sûrs que cette eau
provient d'un réservoir en plomb. Il fait changer en conséquence la composition de ce dernier, et à partir de ce moment, pas un de ceux qui boivent de cette eau n'éprouve des
accidents de saturnisme. Comment nier, après cet exemple et
tant d'autres, les éminents services que peut rendre l'hygiène
et qu'elle nous rend en effet, à chaque instant? — Un homme,
en tombant, s'est fait mal à l'épaule. Il va trouver un chirurgien qui lui annonce qu'il s'est produit une luxation de l'é-
paule, dont il faut au plus vite opérer la réduction. Aussitôt
dit, aussitôt fait : la tête humérale, en rentrant en son lieu
et place, fait un bruit caractéristique qui frappe les oreilles
du blessé, celui-ci ne souffre plus de l'épaule et peut sur-le-
champ mouvoir son bras en différents sens, ce qu'il ne pouvait pas faire auparavant. Comment nier cette chose évidente?
Le chirurgien n'a rien à faire ni à dire : son œuvre parle pour
lui. — Un accoucheur est appelé près d'une famille respec-
table, où il se trouve une demoiselle qui vient d'être prise
subitement de douleurs abdominales assez vives. L'homme
de l'art interroge, examine, pose son diagnostic, ne s'en con-
tente pas et le refait à nouveau avec un soin tout minutieux :
puis enfin, vaincu par l'évidence, il annonce qu'il y a là non
seulement une grossesse, mais que le travail de l'accouchement a déjà commencé et qu'il se complique d'une présen-
tation du tronc, laquelle exige une prompte intervention. Ce

n'est qu'un long cri d'horreur dans toute la maison pour accueillir une déclaration si malséante, de même que pour confondre et peut-être pour chasser cet impudent. Toutefois, comme on ne résiste pas longtemps à l'évidence, on se ravise et l'on exprime des regrets, tout en lui demandant ses meilleurs soins, à l'impudent de tout à l'heure. Or, les choses se passant exactement comme l'avait annoncé le médecin accoucheur, comment pouvoir douter un seul instant de la puissance de son art?

Mais, sans aller chercher nos exemples si loin, n'avons-nous pas, en médecine, des cas, malheureusement trop nombreux, où la puissance de la médecine se révèle, éclate à tous les yeux, et peut défier les critiques les plus acerbes et les plus vives? Comment pourrait-on rêver une guérison plus merveilleuse que celle d'un malheureux atteint d'une fièvre pernicieuse et que quelques doses de quinine viennent d'arracher à une mort certaine et imminente? Pour être moins rapides et moins brillantes, les guérisons de certaines syphilis n'en sont pas moins tr`s merveilleuses, et ceux qui sont intéressés à les cacher n'en gardent pas moins au fond du cœur le souvenir ineffaçable de l'immense bienfait que leur a rendu la médecine.

Les cas ne manquent pas où les résultats thérapeutiques apparaîtraient évidents à tous les yeux, si on ne les embrouillait pas souvent comme à plaisir par l'emploi simultané de plusieurs médications. S'il est parfois difficile de voir clair dans ce qu'on fait avec un seul remède, comment oserait-on compter sur quelque certitude, pour soi et pour les autres, en donnant à la fois deux ou plusieurs médicaments réellement actifs? On objectera sans doute que si l'indication change ou paraît différer de ce qu'elle était auparavant, il faut bien que la médication change comme l'indication d'où elle dérive. Oui, assurément, l'indication peut très légitimement changer, et la nécessité nous en est souvent révélée soit par la marche même de l'affection morbide, soit par une erreur de diagnostic, soit par toute autre raison.

Mais qu'est-ce qui s'oppose, d'une manière générale, à ce que l'on substitue l'habitude clairvoyante des *médications successives* à l'habitude obscurcissante des *médications simultanées?* Il est un grand nombre de malades, assurément, qui poussent à la consommation des drogues et qui ne sont pas satisfaits si on ne leur donne pas une longue liste de médicaments où ils puissent trouver un remède pour chacun des symptômes qu'ils éprouvent. Mais il en est peu qui ne se rendent à ce raisonnement évident que le meilleur moyen d'en apprécier les effets en toute certitude consiste précisément à les administrer l'un après l'autre. Que s'il s'en trouve quelques-uns dont l'esprit se refuse à accepter une marche si simple, qu'est-ce qui empêche de leur prescrire, à côté du médicament réellement actif, un ou deux autres moyens manifestement insignifiants, tels qu'un liniment tout à fait anodin ou la vulgaire potion gommeuse du Codex par exemple? Il est enfin des cas tellement graves, qu'à défaut d'une médication sûre, on est bien obligé pour les combattre de mettre en œuvre tout un arsenal thérapeutique, sous peine de paraître s'abandonner à une inaction coupable qui pourrait nous être reprochée. Mais ces cas sont loin d'être aussi fréquents qu'on pourrait le supposer. Mieux vaut, en général, s'habituer à recourir à la seule médication active d'où l'on puisse légitimement se promettre quelques chances de succès, plutôt que d'accumuler drogues sur drogues dans l'estomac des moribonds.

Il est enfin une source précieuse où le médecin pourra puiser de larges et utiles indications, c'est la *physiologie pathologique* où les chirurgiens et les accoucheurs ont déjà puisé les leurs. *Toute affection morbide, depuis la plus simple jusqu'à la plus compliquée, devrait avoir sa physiologie pathologique patiemment élaborée.* C'est déjà beaucoup de savoir qu'un sujet est atteint de syphilis, de scarlatine, d'angine diphthéritique, ou de cancer, et beaucoup de science utile a été dépensée par les médecins, et par les médecins de nos jours en particulier, dans l'art du diagnostic. Mais il s'agit de savoir encore comment ce mal de gorge dont on a su dévoiler

2

avec tant de sagacité la nature syphilitique, scarlatineuse, diphthéritique ou cancéreuse, comment ce mal doit accomplir son évolution la plus complète, quel est l'élément anatomique qu'il a frappé en premier lieu, et quels sont les autres dont l'altération se succédera plus ou moins vite, quels sont les troubles fonctionnels observés et quel lien peuvent avoir ces divers troubles avec les lésions qui évoluent et se succèdent. Avec beaucoup moins de science qu'on n'a dû en dépenser pour l'art du diagnostic, on édifierait en peu d'années une physiologie pathologique générale, où l'on pourrait puiser à pleines mains les indications thérapeutiques les plus importantes et les plus sûres. N'est-ce pas en procédant de la sorte que notre illustre maître M. Bouillaud, dont nous déplorons la mort récente, nous a montré à arrêter l'évolution d'une foule de lésions cardiaques, valvulaires, en nous faisant voir l'impérieuse nécessité d'arrêter l'endocardite de bonne heure, alors qu'elle n'a pas eu le temps de produire des altérations indestructibles. Voilà, de ce seul chef, un très grand nombre de malades qui doivent la vie, sans qu'ils s'en doutent, à la simple connaissance de cette affection morbide, et auxquels il peut être permis aujourd'hui de déchirer la médecine à belles dents. — N'est-ce pas encore pour accroître le domaine de la physiologie pathologique et pour donner toute certitude aux enseignements thérapeutiques qui en ressortent qu'ont été instituées les belles recherches de M. Hayem sur la numération et les modifications moléculaires des globules sanguins? On le voit, la physiologie pathologique et la thérapeutique à sa suite doivent tendre sans cesse à étayer sur des preuves certaines les jugements qui doivent constituer l'objet principal de leurs études.

Nous venons de dire que l'*évidence* devait être le *criterium* de tout résultat thérapeutique. Mais c'est l'*évidence de l'esprit* que nous entendons désigner ainsi, et nullement *celle des yeux*. L'une peut conduire à l'autre, à la vérité, pourvu qu'on veuille regarder; c'est celle qui frappe l'intelligence, cependant, qui peut seule rendre inattaquable la puissance de notre art. Il y a des guérisons très évidentes aux yeux, que chacun, suivant ses tendances, peut imputer à tel ou tel moyen, et qui ne frappent nullement l'esprit : j'en donnerai pour preuve les guérisons inopinées d'un très grand nombre d'hystériques, quoique celles-ci puissent être parfois en apparence très gravement atteintes. Il est donc sage de se défier d'une guérison survenue à l'improviste, quand il s'agit de l'attribuer à un traitement quelconque.

Il est une foule d'autres guérisons tardives que les médecins, et à plus forte raison les malades ne pourraient pas toujours faire dépendre sûrement des médications employées, et que les sceptiques ont beau jeu à attribuer à la nature médicatrice. Pourquoi? Uniquement parce qu'on n'a pas fait usage de ces médications avec méthode, quoiqu'il puisse y en avoir sur le nombre et qu'il y en ait souvent dont l'action salutaire ait été des plus réelles. J'ai donné des soins, il y a plus de dix ans, à un jeune homme atteint d'une pleurésie purulente ancienne et des plus graves, à droite, laquelle avait donné lieu à une ouverture dans les bronches et à une expectoration purulente extrêmement abondante. Une guérison complète s'en est suivie, mais elle a mis trois ans à s'effectuer. Et cependant je me crois en droit de dire que c'est au tanin que je la dois. D'où vient cette conviction qui ne m'est nullement suggérée, j'ose l'affirmer, par un sentiment personnel exagéré? Elle vient des précautions bien simples que j'ai prises pour ne pas être induit en erreur sur la valeur des traitements mis en usage. Depuis neuf mois que datait sa pleurésie, le malade avait subi, avant son arrivée à Pau, l'application d'un très grand nombre de vésicatoires, ce qui n'avait pas empêché l'affection d'en venir au degré que j'ai indiqué. J'administre à mon tour le tanin à l'intérieur et j'ai le soin de l'employer exclusivement à tout autre traitement. Or je constate un mieux sensible au bout de très peu de temps, et cette amélioration va sans cesse en progressant pendant quatre mois environ. Mais, à partir de ce moment, elle ne progresse plus qu'avec une lenteur extrême; je fais dès lors de l'expectation pendant quelque temps et je vois l'expectoration augmenter de nouveau et l'état général devenir moins satisfaisant. Nouvelle longue série de tanin, nouvelle amélioration toujours très lentement obtenue, et ainsi de suite en alternant toujours l'expectation avec la médication par le tanin, et en observant constamment la même alternance d'aggravations et d'améliorations faibles par le médicament employé. Au bout de dix-sept mois, le *statu quo* se prolongeant, je supprime complètement l'emploi du tanin et j'administre à mon tour des révulsifs, vésicatoires volants et cautères à demeure. Une amélioration réelle s'est produite sous l'influence de ces derniers moyens, mais elle n'a duré que cinq ou six semaines, après lesquelles elle s'est rapidement perdue, con trairement à toutes mes prévisions. Je joins dès lors à l'application des révulsifs l'emploi de divers toniques sans la plus petite apparence de succès. Loin de là, pendant cette nouvelle phase de traitement qui a duré trois ou quatre mois, notre malade a vu son état s'empirer tellement, et j'ai constaté de mon côté une aggravation telle de l'état local et général, que nous sommes revenus d'un commun accord à la médication par le tanin, mais cette fois pour ne plus l'interrompre jusqu'à complète guérison. Il a été tellement frappé lui-même par l'action si manifeste, quoique lente, de ce médicament, qu'il voulait en continuer l'usage longtemps après la guérison complète, ce que j'ai eu la plus grande difficulté à l'empêcher de faire.

Cette fois encore, *l'évidence* du résultat thérapeutique a frappé l'intelligence malgré l'extrême lenteur de l'amélioration obtenue. A quoi tient cette évidence qui a frappé également l'entourage du malade? Elle tient uniquement à l'emploi méthodique des médications successives dont j'ai pu discerner, par contraste, les avantages de l'un et l'impuissance relative des autres.

Est-ce à dire qu'on ne puisse pas observer et qu'on n'observe pas souvent, avec le temps, des guérisons complètes dont la nature fasse seule les frais? Non, assurément. Mais dans l'espèce, quoiqu'il ne soit pas impossible de voir des

pleurésies purulentes de cette gravité se terminer spontanément par la guérison, je demanderai à tous les cliniciens si
une terminaison si heureuse est bien fréquente, et si les précautions que j'ai prises et que je viens de longuement énumérer, ne légitiment pas la confiance que j'exprimais dans
ce cas particulier sur la valeur d'une médication qui m'avait
été révélée d'ailleurs par beaucoup d'autres faits.

On voudra bien m'excuser d'avoir donné de si longs développements à des propositions de sens commun qui ont cours
dans toutes les sciences, en médecine comme ailleurs. Mais
d'une part si ce sont là des vérités banales, pourquoi s'y con-
forme-t-on généralement si peu, dans la pratique, et pourquoi serait-il inutile dès lors de les rappeler incessamment?
Quand on se propose, d'autre part, d'établir des propositions
nouvelles sur l'observation et l'expérience, il est absolument
indispensable de montrer que si l'on n'a pas su se soustraire
à tant de causes involontaires d'erreur qui viennent à chaque
instant nous assaillir, on a cherché du moins à procéder avec
rigueur. C'est ce qui doit donner le droit d'avoir quelque
confiance dans les jugements qu'on porte et de s'en servir un
peu plus tard, sans crainte de trop s'égarer, pour en formuler
de nouveaux qui s'enchaînent aux premiers.

II

ÉTUDE COMPARATIVE DES AGENTS DE LA SÉRIE SÉDATIVE ET EXCITO-MOTRICE

Nous entrons ici dans le concret, et à ceux qui seraient
tentés de nous reprocher d'y être arrivé si tard, nous deman-
derons s'ils auraient jamais l'idée de naviguer en pleine mer
avec une boussole dont ils n'auraient jamais appris à se servir.

Cela dit, nous allons exposer, sans plus tarder, les recherches
qu'il nous a été donné de faire, depuis longues années, sur cette
série aussi intéressante par le nombre des agents qui la compo-

sent que par les ressources importantes qu'elle offre au clinicien.

Pour mieux faire saisir par un simple coup d'œil les résultats auxquels nous avons été conduit, nous avons inscrit sur un tableau, d'une part les noms des principaux de ces agents, et d'autre part les noms des affections morbides auxquelles ces agents ont été appliqués et conviennent plus particulièrement. En parcourant le tableau dans ·le sens horizontal, on voit dans quels cas chaque médicament a été administré, tandis que chaque colonne verticale correspond aux différents médicaments qui ont été administrés dans une même affection morbide. Un grand nombre de cases ainsi formées sont parcourues en partie d'un double trait A ▦▦, d'un trait simple et serré B ▥▥, d'un trait simple et espacé C ‖‖‖‖‖, et enfin d'un trait à lignes très espacées D ‖‖‖‖, suivant que le médicament auquel chacune d'elles correspond a été jugé très utile, utile, un peu utile ou très peu utile, dans l'une ou l'autre des affections morbides désignées. Chaque case, à teinte plus ou moins foncée porte enfin l'indication d'un numéro qui correspond à l'une des notes justificatives qui font suite à ce tableau.

Il me reste à dire comment doit être interprété le jugement qui se trouve pour ainsi dire exprimé par une teinte différente.

Chaque jugement, j'ai à peine besoin de le dire, quoiqu'il ait été porté avec le soin le plus scrupuleux, est loin de constituer un jugement absolu et définitif. C'est mon opinion que j'y exprime, et cette opinion n'a été conçue dans mon esprit qu'après bien des lectures ou après des observations personnelles que j'ai consignées dans les notes chaque fois qu'il m'a paru utile de le faire. Je fais peu de cas de ces divers jugements, malgré toute la peine que j'y ai prise, et je puis dire que ce travail préalable a été pourtant des plus pénibles et des plus longs. Je crois devoir faire ici cette déclaration importante, parce que je ne crois pas que de pareils jugements portés en si grand nombre puissent être faits par un seul homme en toute certitude, et que d'ailleurs le moment ne me semble pas encore être venu d'apprécier sainement les valeurs relatives de certains médicaments dirigés contre une même affection morbide. J'ai tenu simplement à classer, dans la série, les seuls agents que je pouvais le mieux connaître ou sur lesquels j'ai pu recueillir des documents qui me paraissaient dignes de confiance. Mais je n'en suis pas à ignorer combien cette liste est incomplète et combien elle pourra et devra subir dans la suite de modifications importantes de tout genre. Pour tout dire en un mot, chaque case, rien que pour être à peu près convenablement teintée, devrait être l'objet d'un mémoire spécial, et je n'ai pas besoin de dire qu'un pareil travail ne saurait être entrepris sérieusement par un seul homme, de quelque vigueur de tête ou de constitution dont il se sentît doué.

Je crois donc devoir par avance me déclarer formellement irresponsable des nombreuses erreurs d'appréciation qu'il est inévitable de commettre dans cet examen comparatif. Ce que j'ai en vue principalement, c'est de montrer la méthode qui m'a servi et à laquelle je dois quelques avantages marqués, malgré l'impossibilité où je me suis trouvé de l'appliquer dans toute sa rigueur. Je dois ajouter cependant, pour qu'on ne croie pas à plus d'erreurs qu'il n'y en a en réalité, et pour ne pas me faire à moi-même un procès trop sévère, que la plupart des jugements que j'ai portés sont partagés par des hommes faisant autorité dans la science. J'ai même pris la précaution, chaque fois qu'il m'a été possible de le faire, d'extraire de leurs travaux et de reproduire textuellement dans mes notes l'opinion qu'ils exprimaient eux-mêmes et qui avait fortement contribué à édifier la mienne. Seulement, pour ne pas allonger démesurément ce travail, j'ai dû me borner à la citation de quelques phrases qui rendaient le mieux leur pensée et la mienne tout ensemble.

Mais avant de fournir les notes explicatives en question, j'ai hâte d'examiner une objection qui pourrait m'être faite et qui serait de nature, chose beaucoup plus grave, à jeter quelque discrédit sur la méthode que j'ai suivie, si cette objection était réellement fondée. Pour ceux qui ne savent pas, en effet (et c'est le plus grand nombre), comment j'ai été conduit peu à peu par l'observation et l'expérience à concevoir l'idée de la formation d'une série et à pouvoir en étudier avec soin divers agents constituants, pour ceux encore qui pensent (et de grands esprits malheureusement ont partagé cette idée) que rien de sérieux ne peut être fait par la médecine clinique proprement dite, et qu'en dehors d'un laboratoire de physiologie expérimentale il est même défendu de penser à avoir une pensée, pour tous ces hommes qui ont pour la plupart trop de mérite pour qu'on songe à récriminer contre leur funeste et injuste préjugé, un pareil tableau peut paraître *à priori* n'être autre chose qu'un tissu d'arbitraire et de vague fantaisie.

Il convient cependant de s'entendre sur la mesure dans laquelle il doit être légitimement permis de dégager certaines propositions physiologiques de l'examen attentif des faits cliniques. Cet examen ne peut conduire, dans la plupart des cas, au moins à l'heure actuelle (car il me paraît sage de ne jamais engager l'avenir), cet examen, dis-je, ne peut conduire en général qu'à des vérités *élémentaires*, et ne saurait prétendre encore à des résultats d'une extrême précision. Mais, dans cette mesure même, c'est là un avantage qui n'est nullement à dédaigner.

Un exemple fera mieux comprendre ma pensée. — Pas n'est besoin d'être un fort astronome pour s'orienter dans un pays que l'on parcourt, et cependant il est essentiellement utile, pour s'y bien diriger, de ne pas prendre le nord pour le midi et *vice versa*. Pour déterminer exactement la méridienne d'un lieu, au contraire, il faut non seulement des appareils d'une extrême précision, mais encore des connaissances techniques qu'il n'est pas donné au premier venu de posséder. Or il peut arriver que le plus grand astronome du monde se trompe de direction dans un pays qu'il ne connaît pas, si, par une aberration inconcevable, il dédaigne de regarder, comme le commun des hommes, où le soleil se lève et où le soleil se couche pour savoir distinguer l'orient de l'occident.

Il en est exactement de même pour les solutions d'ordre physiologique, qui exigent tantôt la simple application du sens commun à l'observation scrupuleuse des faits, et tantôt les derniers raffinements de la science la plus sévère, suivant qu'on veuille dégager, dans un cas ou dans l'autre, une vérité élémentaire ou une vérité approfondie, précise et rigoureuse, une vérité scrutée dans les moindres détails et soumise à toute sorte de contrôles. Il ne doit pas être défendu au médecin, par exemple, de rechercher si, dans telle ou telle affection morbide, *le cours du sang est accéléré ou ralenti;* car, s'il n'arrive pas sur cette question, pourtant bien simple et très élémentaire, à une solution *vraie*, il risque fort de prendre le nord pour le midi, c'est-à-dire de faire fausse route. Mais, s'il veut, par exemple, aller plus loin et se servir des seules données cliniques dont il dispose aujourd'hui, si, en faisant tirer la langue à son malade et en lui tâtant le pouls, il veut mesurer exactement la vitesse du cours du sang, de façon à savoir, d'une manière précise, de combien cette vitesse est accrue ou diminuée : dans ce cas, il fera plus que s'égarer, il se rendra absolument ridicule. Mais comment pouvoir confondre de semblables prétentions, qui ne seront jamais celles d'un médecin éclairé, avec la conduite sensée dont je parlais tout à l'heure et qui doit être le propre de tout homme réfléchi? Par quelle raison sérieuse surtout oserait-on la blâmer?

Que certains phénomènes physiologiques puissent donc être mieux vus, et surtout appréciés avec plus de précision et de rigueur par les physiologistes proprement dits que par les médecins, qui, sans être physiologistes, doivent connaître cependant et s'approprier les travaux des laboratoires, personne ne voudra contredire à une pareille proposition, et j'ajouterai que pas un médecin véritablement digne de ce nom ne manquera de rendre hommage à des travaux qui ont déjà jeté et jetteront encore une si vive lumière sur le domaine pathologique qu'il explore tous les jours. Mais que des physiologistes purs, si éminents qu'ils soient, qui ne voient jamais ou presque jamais de malades, connaissent mieux ce qui se passe chez ces derniers que les médecins qui vivent constamment au milieu d'eux, qu'ils veuillent interdire surtout à ces médecins le droit de tenir les yeux ouverts et de regarder de très près tout ce qu'ils font, en vérité, ce serait s'abuser étrangement que de vouloir faire accepter de pareils paradoxes.

Il y a même plus ; c'est que certains phénomènes ne peuvent être bien vus que par les médecins. Que peut nous apprendre, par exemple, et que nous a appris jusqu'à ce jour la physiologie pure sur la pression sanguine dont nous aurons à parler si souvent dans la suite? C'est que le sang est soumis a une certaine pression à *l'état normal*, pression plus forte dans les artères que dans les veines, et pouvant faire équilibre dans tel ou tel vaisseau à une colonne de tant de centimètres de mercure. Mais comment pourrait-elle nous indiquer les variations qu'elle subit dans diverses affections morbides? Existe-t-il au monde un homme mieux placé que le pathologiste, pour pouvoir nous dire que cette tension devient excessive dans certaines maladies du cœur, et qu'elle tombe à zéro ou à peu près dans la péritonite, la hernie étranglée, certaines hémorrhagies graves, le choléra, etc., etc.?

Non, certainement, il ne faut jamais laisser accroire (parce que cela serait tout à fait faux) que la physiologie et la médecine proprement dite doivent se déclarer la guerre. Toutes deux, quoique sous un jour différent, envisagent les mêmes phénomènes physiologiques et doivent s'éclairer l'une par l'autre. Donc ce doit être plus qu'un droit, ce doit être un devoir pour les médecins comme pour les physiologistes de faire usage de toute leur intelligence pour démêler quelques-uns des problèmes complexes qu'ils ont à résoudre en commun. Il y en aurait même à satiété pour tout le monde, si on venait à se partager la besogne par moitié. — Que nous apprend la plus saine des physiologies sur l'une des principales conditions auxquelles puisse s'exécuter une hématose convenable? C'est que l'air puisse pénétrer librement dans toute l'étendue des tuyaux représentés par le larynx, la trachée artère et les bronches, moyennes et petites. Or que nous apprend la médecine clinique sur le même point? C'est qu'une asphyxie se déclare et que la mort survient même chaque fois qu'il existe sur ce même trajet un obstacle infranchissable au passage de l'air.

Où est la contradiction entre ces deux solutions? Elle

n'existe et ne saurait exister nulle part, pas plus pour cette proposition que pour toute autre. La vérité physiologique est *une,* les moyens seuls de l'atteindre peuvent varier. C'est seulement une forte citadelle qui se défend de tous côtés.

Toute cette digression n'a eu qu'un but, c'est de défendre mon tableau et tous ceux qu'on serait tenté de faire sur le même patron. Il me reste à montrer que j'ai cherché à l'établir par une suite d'inductions très légitimes.

Mais, pour mieux prouver la chose, supposons pour un instant le problème résolu, supposons que ce tableau soit parfait de tous points, et j'ai déjà dit longuement qu'il était loin de l'être. Si nous connaissions exactement la physiologie pathologique de l'une quelconque des affections morbides qui s'y trouvent relatées, si nous avions d'autre part la notion certaine du mode d'action physiologique appartenant au médicament qui combat avec plus ou moins de succès l'affection morbide en question, nous verrions à quel moment précis et pour quelle raison ce médicament se montre utile. Nous aurions dès lors dans ce tableau un résumé fidèle des diverses actions physiologiques exercées par ces médicaments dans tous les cas où ils ont pu être utilisés par la pratique médicale ; d'où il suit que chaque case envisagée séparément pourrait servir de type à la série tout entière, ce même type, c'est-à-dire les mêmes actions physiologiques, devant se reproduire sur toutes les autres cases du tableau. En d'autres termes, la même substance, la digitale par exemple, ne cesse pas de jouir des propriétés physiologiques qui lui sont inhérentes, soit qu'on l'applique au traitement de la fièvre typhoïde, soit qu'on l'administre contre les maladies du cœur ou contre certaines hémorrhagies capillaires.

La conséquence pratique qui découle de l'exposé précédent, c'est qu'il suffit d'étudier le type d'un médicament avec le plus grand soin sur une des cases quelconques, pour être sûr d'avance que ce même type reparaîtra partout où ce médicament se montrera réellement utile, c'est-à-dire sur toutes les autres cases du tableau.

Il me reste dès lors à montrer : 1° *comment j'ai étudié le type;* 2° *comment j'ai constitué la série.*

1° *Étude du type.* — C'est deux types par case qu'il faudrait dire, à la rigueur, car il y a partout un médicament mis en regard d'une affection morbide. Quoi qu'il en soit, le *médicament* que j'ai choisi a été le *sulfate de quinine,* et le *type d'affection morbide* a été *l'impaludisme,* que j'ai plus particulièrement étudié. Un pareil choix est au moins correct, en ce sens qu'il ne pourra venir à l'esprit de personne de nier l'action bienfaisante de la quinine dans les fièvres palustres. S'il y a erreur d'interprétation dans l'opinion que j'aurai à exprimer, il ne saurait donc pas y avoir d'erreur d'observation. Or il suffit d'une part que cette propriété thérapeutique et d'autres moins saillantes que j'indique appartiennent réellement à la quinine et, d'autre part, que ces mêmes propriétés soient communes, au degré près, à diverses substances auxquelles j'ai été conduit à comparer cet agent, pour que ce tableau qui enregistre aussi fidèlement que possible toutes ces ressemblances, conserve l'intégrité de sa valeur au point de vue non seulement pratique, mais même scientifique. En admettant donc qu'en dépit de tous mes efforts, je ne parvienne pas, en me guidant sur ces propriétés, à déduire de cette connaissance une action physiologique parfaitement exacte et encore moins à désigner celle-ci par la dénomination la plus appropriée, l'analogie de ces divers agents n'en subsisterait pas moins, avec tous les enseignements qu'elle comporte. Il ne s'agirait donc plus que d'étudier à fond cette action physiologique, puis de mieux la qualifier, pour que le tableau en question se trouvât à l'abri non pas de tout reproche, mais de toute critique grave et réellement fondée.

Quant à la détermination de l'action physiologique du sulfate de quinine, comme je n'ai aucune compétence spéciale pour juger les nombreux et importants travaux qui ont été faits sur ce sujet par la voie expérimentale, j'aime mieux m'en tenir à exposer celle que m'a conduit à faire l'examen exclusif d'un très grand nombre de faits à caractères saillants et bien

tranchés, faits qui ont été signalés d'ailleurs par tous ceux qui
ont observé de près les fièvres pernicieuses. Or voici plus de
vingt ans que j'ai étudié cette grande question, et le temps
n'a fait que me raffermir de plus en plus dans les conclusions
que j'ai formulées en 1867, dans mon traité de l'*Impaludisme*,
sur le mode d'action physiologique de ce précieux médicament. Ce n'est pas là une raison suffisante assurément pour
qu'elles soient vraies. Ce que je puis affirmer du moins en
toute sincérité, c'est qu'elles m'ont toujours paru telles, bien
que j'aie cherché très souvent à me trouver en défaut, c'est-à-
dire à m'assurer de toutes les façons si ces conclusions ne
devaient pas être modifiées.

Quoique ce ne soit pas là une garantie certaine contre
l'erreur, c'en est une cependant et une garantie dans le sens
positif à un degré quelconque, et je dois la mentionner, ne
serait-ce que pour montrer tout le scrupule que j'ai mis à
me trouver en mesure de donner une appréciation aussi
exacte que possible. La quinine m'a semblé toujours et me
semble encore douée d'une double propriété : elle *calme
ou diminue la sensibilité générale,* elle *rétablit les contractions
musculaires* ou les *provoque;* elle serait, en deux mots, *sédative*
et *excito-motrice.* — Je ne crois pas devoir en donner ici les
raisons, qui m'entraîneraient trop loin et que j'ai longuement
discutées ailleurs. — La quinine peut avoir d'autres propriétés
physiologiques que j'ignore, mais elle a au moins celles-là,
et celles-là suffisent pour rendre compte des effets thérapeutiques qu'elle produit, en dehors même de l'impaludisme.

Il est une question secondaire dont je dois dire quelques
mots, quoique je ne sois pas en mesure d'y répondre. Y a-t-il
là une double action, une action sur le système nerveux sensitif et une action excitante sur le système musculaire ? Ou
bien une double action sur le système nerveux, sédative sur
les nerfs sensitifs et excitante sur les nerfs moteurs ? Dans la
première hypothèse, l'excitation produite sur le système
musculaire serait primitive, et dans la seconde, elle ne serait
que secondaire. Il m'est absolument impossible, avec les don-

nées incomplètes que je possède, de pouvoir me prononcer
sur cette question, qui est plutôt du domaine de la physiologie
pure. Or le travail auquel je me livre est un travail de physiologie appliquée et n'a pas besoin de la même précision.
Qu'elle soit directe ou indirecte, l'excitation sur le système
musculaire existe, et c'est là le point essentiel. J'en dirai
autant par anticipation de tous les autres corps de la série.
Mais ce qu'il y a de remarquable, c'est que si on en juge par
les seules données fournies par la pathologie, tous ces corps
semblent posséder, quoique dans des proportions différentes,
cette double propriété.

Si l'on veut maintenant jeter un coup d'œil sur la colonne
horizontale correspondant au sulfate de quinine, on comprend
que *la propriété sédative de ce médicament* domine dans le traitement des *névralgies,* du *rhumatisme articulaire et de la goutte,*
tandis que la *propriété excito-motrice* l'emporte dans celui de la
fièvre typhoïde, des *hémorrhagies capillaires* et du *goître exophthalmique,* et que les *deux propriétés sédative* et *excito-motrice* se
combinent et agissent probablement de pair dans les formes
si variées que revêt *l'impaludisme.* On comprend enfin que ce
médicament se montre plus ou moins utile dans tous les autres
cas que je n'ai pu indiquer sur le tableau, et dans lesquels la
sensibilité générale soit exagérée ou la contractilité musculaire se trouve plus ou moins affaiblie. Ainsi s'explique aussi
tout naturellement l'action si bien appropriée de la quinine
dans le traitement de l'inertie utérine pendant l'accouchement,
action suffisante, comme l'a démontré M. Monteverdi, de
Crémone, pour réveiller la *contractilité de l'utérus,* et pas assez
forte cependant pour agir sur ce qu'on désigne sous le nom
de *rétractilité* du même organe, c'est-à-dire sur les fibres
musculaires lisses qui entrent dans la constitution de ses vaisseaux.

2° *Constitution de la série.* — Il existe deux manières de constituer la série : l'une très facile, par la *pathologie,* et l'autre
très difficile, par la *physiologie.* Nul ne s'étonnera que j'aie
choisi la première ; une seule fois j'ai voulu tenter l'épreuve

par la physiologie, et encore ai-je dû procéder par *voie indi-*
recte : cette tentative fera l'objet du paragraphe suivant.

J'avais déjà entrepris le commencement de cette étude,
il y a huit ans, en relatant, d'après mes seules observations
personnelles, les propriétés thérapeutiques du seigle ergoté.
J'avais déjà compris à cette époque tout le parti qu'on pourrait facilement tirer de la constitution de diverses séries médicamenteuses, et j'ose dire que toutes mes prévisions à cet
égard se sont parfaitement réalisées.

Voici la suite des raisonnements très simples qui m'ont guidé
et m'ont permis de constituer la série sédative et excito-motrice, ou plutôt de lui donner une assiette solide, d'où j'ai
cherché avec soin et réussi, je crois, à bannir tout arbitraire.

En comparant à la *quinine* les deux principaux fébrifuges
connus, l'*arsenic* et l'*eau froide*, je me suis imaginé et je m'i-
magine encore avec raison, je crois, que s'ils guérissent l'impaludisme, c'est qu'ils possèdent les mêmes propriétés physiologiques que j'avais déjà reconnues à la quinine. Or, s'il en
était ainsi, et ce moyen détourné devait me servir de contrôle,
l'expérience devait nécessairement montrer que ces deux
agents seraient utiles là où la quinine le serait. C'est là en effet
ce que je n'ai pas tardé à constater, et déjà dès l'année 1873,
j'avais fait une sorte d'esquisse de cette courte série de trois
substances, à laquelle j'avais cru devoir adjoindre le seigle ergoté, *toujours en me guidant sur l'expérience*.

Depuis cette époque, j'ai continué avec soin l'étude de cette
série, et j'ai pu établir de la sorte le tableau qui résume toutes
ces explications. J'omettais de dire que je n'ai pas mis de numéros sur les cases, assez rares, du reste, pour lesquelles la
preuve ne devait pas être donnée : personne n'ignore en effet
que la *quinine* convient aux *fièvres palustres*, le *seigle ergoté*
aux *hémorrhagies capillaires*, le *bromure de potassium* à l'*épilep-*
sie, etc., etc.

Loin de croire avoir épuisé toute la série, je suis fermement
convaincu au contraire qu'elle doit comprendre un très grand
nombre d'autres substances sur lesquelles je n'ai pas pu faire

de recherches suffisantes : telles doivent être en particulier
l'*eucalyptus globulus*, *l'apiol*, *l'aconit*, *le safran*, *la rue*, *la sabine*,
le cyanure de zinc, *le sulfate de cuivre ammoniacal,* etc. Il y a
plus : c'est qu'en n'envisageant que l'une des propriétés de la
série, la *propriété sédative*, on y peut adjoindre l'*opium*, qui a
été considéré pendant longtemps et avant la découverte du
quinquina comme le meilleur remède contre les fièvres intermittentes. L'opium de son côté, tout le monde le sait, a été
administré à fortes doses et non sans quelques succès contre
certaines hémorrhagies capillaires. Ce résultat semblerait
prouver qu'il jouit également d'une certaine puissance excito-
motrice, et une pareille conclusion doit-elle nous étonner,
après les travaux de Claude Bernard, qui ont prouvé que cet
agent est un composé de principes calmants : *narcéine, morphine* et *codéine,* et de principes convulsisants, qui sont principalement la *thébaïne,* la *papavérine* et la *narcotine?* Les principes calmants sont eux aussi convulsisants, quoiqu'à un moindre
degré.

Je lisais il y a quelque temps, dans le journal *le Praticien* [1],
la relation de deux observations d'hématurie rebelle, recueillies par M. le docteur Mercier, médecin à Besançon-Chapreix
(Doubs), observations dans lesquelles on voit que l'écoulement
sanguin a promptement cédé à l'administration de fortes doses
d'opium (0,30 cent. par jour). N'est-ce pas dans ces deux cas
l'action convulsisante ou excito-motrice des alcaloïdes de l'o-
pium qui a été mise en jeu?

S'il était même permis de pousser l'analogie un peu plus loin,
on pourrait faire passer dans la série tous les *anesthésiques* chez
lesquels l'action sédative domine au suprême degré. Car ils ne
sont pas absolument dépourvus de l'action excito-motrice dont
les autres corps de la série sont plus particulièrement doués.

L'intoxication, dit M. Dastre [2] en étudiant les phénomènes de la
première période ou du sommeil anesthésique, atteint d'abord les

1. Numéro du 21 février 1881, p. 93.
2. *Loc. cit.*, p. 291.

hémisphères cérébraux et, avant d'abolir leurs fonctions, les *surexcite passagèrement. Cette surexcitation se manifeste par des mouvements irréguliers, désordonnés ou convulsifs, rapportés par certains auteurs (Duret) à l'excitation diffuse des centres psycho-moteurs.*

Et plus loin, page 293 :

Pendant que la sensibilité s'éteignait ainsi, la motilité, ou même le pouvoir excito-réflexe, subsistait encore. *Les territoires kinéso-diques de la moelle résistent plus longtemps.* Il peut arriver qu'au début *ils soient excités,* et par là s'explique l'attaque tétanique qui survient, particulièrement dans les muscles respiratoires, pendant l'action chloroformique. Les convulsions des globes oculaires (nystagmus) sont des phénomènes de début; mais le trismus, le tétanos de la mâchoire et celui du plancher de la bouche, celui des membres, sont trop mal connus encore pour qu'on sache à quelle période les rapporter et quelle origine leur assigner. Ce qu'il y a de certain, c'est que le sujet peut se débattre et présenter des convulsions tandis qu'il est insensible : le pouvoir excito-réflexe subsiste assez longtemps dans la région supérieure du névraxe. . . . .

Et, comme si l'analogie physiologique commandait, pour ainsi dire, l'analogie thérapeutique, voici ce qu'on peut lire sur *l'emploi de l'éther dans la phthisie pulmonaire* [1] *:*

L'auteur (Balthazar Forter) a administré à 50 malades l'éther associé à l'huile de foie de morue, soit en donnant d'abord l'éther dans un peu d'eau et l'huile immédiatement après, soit en administrant une *huile de foie de morue éthérée,* préparée par l'addition de dix gouttes d'abord, puis de vingt gouttes, pour deux drachmes (un peu moins de 4 grammes) d'huile hépatique. De ces 50 malades, 16 ont été reçus au dispensaire dans la première période de la maladie, 19 dans la seconde période, et 15 dans la troisième. Des 16 premiers, 7 ont éprouvé une amélioration dans les symptômes généraux comme dans les signes physiques, ayant gagné un poids moyen de sept livres et demie (anglaises); 5 ont présenté un état stationnaire, 4 ont décliné. Sur les 19 cas de la seconde catégorie, 6 fois il y a eu amélioration sous tous les rapports, et le poids a augmenté en moyenne de huit livres (chez un sujet l'augmentation a été de quatorze livres et demie, et chez un autre de dix livres). Enfin, sur les 15 cas de la dernière catégorie, il y a eu 7 fois amélioration et

1. *Gazette hebdomadaire de médecine et de chirurgie,* 1875, p. 575 (*Analyse*).

augmentation de poids de cinq livres en moyenne, 5 fois état stationnaire, et 3 fois marche croissante du mal. . . . .
. . . . Quoi qu'il en soit, et réserves faites sur la solidité de
guérisons suivies seulement pendant quelques mois (*many months*),
les essais de l'auteur, faits sur une assez grande échelle, nous paraissent mériter d'être pris en très sérieuse considération.

En parcourant cette liste d'agents sédatifs et excito-moteurs,
liste déjà assez longue, quoique incomplète, on peut y voir
toutes les nuances dont on peut avoir justement besoin dans
la pratique médicale. Tandis que chez les uns la propriété sédative domine et chez d'autres la propriété excito-motrice,
on observe les deux propriétés physiologiques combinées sur
quelques autres de ces agents ; mais chez tous la propriété qui
semble faire défaut existe encore, quoiqu'à un faible degré.

Ce n'est pas à dire que tous ces agents puissent être rem-
placés l'un par l'autre dans tel ou tel cas pathologique. Le
grand art du clinicien doit consister précisément à adapter
chacun de ces cas pathologiques au médicament de la série
qui lui convient le mieux, à savoir varier ces applications suivant diverses circonstances, telles que la répugnance ou les
convenances particulières des malades, les préjugés locaux,
les difficultés d'exécution, etc., toutes choses que les praticiens de tact seuls savent admirablement saisir. Ce ne sont
donc pas, dans la rigoureuse acception du mot, de vrais succédanés qu'enregistre cette liste. Il doit y avoir et il y a en
réalité entre tous ces agents de grandes dissemblances, qu'une
longue observation ultérieure permettra sans doute de fixer.
Pour le moment je n'ai cherché à mettre en relief que les
analogies qui les unissent : à chaque jour suffit sa peine.

Ce que je tiens principalement à faire ressortir, c'est que
ces analogies reposent sur cette triple base naturelle qui nous
est fournie par l'observation, le raisonnement et l'expérience.
S'il s'est glissé quelque erreur inévitable dans ce groupement
si difficile à faire et surtout à bien faire, l'enseignement méthodique qui en ressort ne saurait néanmoins être perdu. On
peut venir à changer les noms des propriétés physiologiques

de ces corps analogues, on peut avoir à en rayer quelques-uns de la liste ou à en ajouter d'autres, à donner enfin à bien des cases des teintes différentes. *Mais on ne fera pas que ce tableau n'exprime pas des rapports vrais dans leur ensemble*, qu'il n'élargisse pas les vues thérapeutiques au lieu de leur porter obstacle, qu'il n'appelle pas l'attention sur un grand nombre de lacunes à combler par l'observation ultérieure, qu'il ne permette pas de deviner ou du moins de soupçonner les diverses propriétés thérapeutiques d'un corps de la série, l'une d'elles étant manifestement connue, qu'il ne puisse pas avoir enfin quelque retentissement utile sur la pratique médicale.

J'arrive, après toutes ces explications indispensables, à l'exposé concis des notes justificatives, dont les numéros correspondent, je l'ai déjà dit, à ceux qui sont inscrits sur les diverses cases du tableau ci-joint.

Explication des Signes

A	A *Signifie* Très peu utile
B	B ... Un peu utile
C	C ... Utile
D	D ... Très utile

L'absence de N° sur une case teintée signifie que l'indication thérapeutique est assez connue pour qu'il ne soit pas nécessaire de donner une note justificative à l'appui.

Les cases vides indiquent autant de lacunes à combler par l'observation ultérieure.

Tableau synoptique des agents de la médication sédative et excito-motrice et de leurs applications thérapeutiques	1 Impaludisme	2 Névralgies	3 Fièvre typhoïde	4 Fièvres éruptives	5 Érysipèle	6 Rhumatisme articulaire aigu et chronique	7 Rhumatisme cérébral	8 Goutte	9 Bronchite simple	10 Congestion pneumonique de la phthisie pulmonaire	11 Engorgement ou congestion de l'utérus	12 Hémorrhagies capillaires idiopathiques	13 Adénites et hypertrophies ganglionnaires	14 Ostéomyélite	15 Diphthérie	16 Goître exophthalmique	17 Maladies du coeur	18 Dermatoses	19 Épilepsie	20 Dyspepsie
Sulfate de quinine			13	20	24	30	38	40		48		61			79	85	91			
Arsenic	1	6				31				49		62			74	86				
Eau froide		7		21		32	39			50	53	63			80	87	92			
Seigle ergoté	2	8	14			33		41	46	51		55	69	75	81	83	93		102	105
Salicylate de soude et acide salicylique	3	9	15	22	26	34		42		52					82					
Acide phénique	4		16	23	26	35			47	63	57	64	70	76	83			97		
Digitale			17					43		58	45					94				
Bromure de potassium	5	10			27							56	71		84	89	95	98		
Electricité		11				36		44		59	67	72	77		90		99	103		
Créosote			18		28					54	60	68	73	78				100		106
Colchique et vératrine		12	19		29	37		45								96	101		104	

9° À la suite de la note explicative du N° 36 se trouvent consignées deux observations de typhose observées chez le cheval et recueillies par Mr. Larroux, médecin vétérinaire à Eau.

Imp. Lemercier et Cie 57 r. de Seine Paris

NOTES JUSTIFICATIVES

1. — J'ai cru devoir ranger l'arsenic dans la classe des agents utiles seulement et non très utiles, parce qu'il n'a pas pu donner la mesure de son action dans les formes les plus graves de l'impaludisme, c'est-à-dire dans les fièvres pernicieuses. Il y a plus : c'est que cet agent, déjà difficile à manier à faibles doses dans les fièvres intermittentes ordinaires, doit être absolument proscrit du traitement des fièvres pernicieuses, lesquelles exigeraient sans doute l'administration de doses plus fortes et pouvant être dangereuses par elles-mêmes.

2. — 1° *Recherches sur les propriétés du seigle ergoté et de ses principes constituants* par M. G. Sée. Paris, 1846, p. 41 :

Enfin, j'ajouterai à cette longue liste des cas dans lesquels on a cru devoir employer le seigle ergoté, une dernière classe de maladies, qui ont été combattues par ce même moyen, principalement en Allemagne ; je veux parler des fièvres intermittentes. (Backer, Melhausen, Dutton, etc.)

2° De mon côté, j'ai publié 15 observations de fièvres intermittentes de différents types sur lesquelles je compte 14 guérisons. Dans le 15ᵉ cas, le traitement n'ayant pu être continué après une première amélioration, une rechute a eu lieu et a duré deux mois. (*Recherches sur les propriétés thérapeutiques du seigle ergoté.* Paris, 1873. *Observations*, p. 127 et suivantes.)

3. — *La salicine, l'acide salicylique et les salicylates.* — Revue générale par C. Zuber, dans *Revue des sciences médicales*, t. IX, 1877, p. 374.

On avait fondé un grand espoir dans les fièvres de malaria sur l'acide salicylique, à cause d'une certaine ressemblance de ses effets physiologiques avec ceux de la quinine. Les premiers résultats publiés par Senator (*Revue des sciences médicales*, t. VII, p. 97) étaient effectivement très favorables. Bientôt les contradictions arrivèrent et, à l'heure qu'il est, personne ne l'emploie plus dans le traitement des fièvres intermittentes.......

Les récidives sont plus fréquentes et plus rapprochées (qu'elles ne le sont avec l'emploi de la quinine). Le médicament est infidèle; il n'agit que dans les formes bénignes et dans les cas récents.

4. — Je n'ai trouvé sur l'application de l'acide phénique au traitement de l'impaludisme que la simple mention des indications bibliographiques suivantes :

1° *Nouvelle méthode de traitement des fièvres intermittentes au moyen d'injections sous-cutanées d'acide phénique*, par le Dʳ Dé-clat, dans *Gazette hebdomadaire de médecine et de chirurgie*, 1873, p. 309. Il est dit dans cette courte analyse que l'auteur attribue aux injections sous-cutanées d'acide phénique « une efficacité supérieure à celle du quinquina et de ses dérivés, dans le traitement des fièvres intermittentes ;

2° *Du traitement de la fièvre intermittente par l'acide phénique*, par le Dʳ H. Curschmann, dans *Revue des sciences médicales*, Jour-nal de M. Hayem, t. III, 1874, p. 331 ;

3° *Deux cas de fièvre intermittente guérie par les injections sous-cutanées d'acide phénique*, par le Dʳ Barberis, dans *Revue des sciences médicales*, Journ. de M. Hayem, t. IV, 1874, p. 359.

5. — 1° *Revue des sciences médicales*, Journ. de M. Hayem, t. IV, 1874. *De l'emploi du bromure de potassium, comme adjuvant dans le traitement des fièvres intermittentes*, par M. le Dʳ E. Vallin, p. 230.

M. Vallin n'a pas l'intention de présenter un succédané du quinquina, il veut seulement exposer que le bromure de potassium peut, comme adjuvant de la médication quinique, rendre des services aux médecins dans quelques cas rares, quand l'emploi judicieux et prolongé du quinquina est resté inefficace. . . . .

. . . .

Or une des propriétés attribuées à la quinine est une action sédative de la sensibilité réflexe des centres nerveux. La même action est attribuée au bromure de potassium. Il est donc rationnel d'employer le bromure de potassium pour diminuer la sensibilité réflexe de la moelle, quand la quinine est impuissante à produire ce résultat.

Suivent six observations dans lesquelles l'administration du bromure a eu d'heureux résultats.

BOCHEFONTAINE.

2° *Traité de thérapeutique et de matière médicale*, par TROUSSEAU et PIDOUX. — 9ᵉ édition, par CONSTANTIN PAUL, t. II, p. 1159.

M. Vallin ne présente pas le bromure (de potassium) comme un équivalent du sulfate de quinine; car des accès qui résistent au bromure, cèdent souvent à la première dose de sulfate de quinine; mais des névralgies tierces qui avaient résisté au sulfate de quinine ont été promptement enrayées par le bromure. En outre, dans certains cas de fièvres intermittentes rebelles au sulfate de quinine, le bromure a pu briser la série des accès et arrêter la fièvre pendant longtemps. (*Bulletin thérapeutique*, 1873, t. II, p. 433.) M. Barudel a guéri de même des migraines d'origine paludéenne. (*Recueil des Mémoires de médecine et de chirurgie militaire*, 1867.)

6. — Article *Arsenic*. (Thérapeutique) du *Dictionnaire encyclopédique des sciences médicales*, par DELIOUX DE SAVIGNAC ; p. 207.

..... Et l'expérience m'a amené à préférer, comme règle, l'arsenic à la quinine dans le traitement des névralgies périodiques. De nombreux praticiens partagent aujourd'hui cet avis, car il faut citer J. Cahen qui, attribuant avec un rare bonheur d'interprétation plusieurs névralgies à une lésion douloureuse des nerfs vaso-moteurs, en est venu, fondé sur le succès, à conseiller particulièrement en pareil cas l'acide arsénieux, comme remède apte à faire disparaître à la fois et la douleur et la congestion des vaisseaux capillaires qui l'accompagne.

7. — *Du froid en thérapeutique*, par le Dʳ LABADIE-LAGRAVE. Paris, 1878, p. 190 :

Suret affirme avoir souvent employé avec succès l'hydrothérapie dans le traitement des névralgies à siège divers. La plupart des médecins hydropathes, Fleury, Vidart, Baldou, Bottentuit père, Delmas et Tartivel, ont signalé des faits analogues. En 1869, le Dr Lagrelette a publié, dans sa thèse inaugurale, 57 cas de névralgie sciatique traités avec succès par l'hydrothérapie.

8. — Dans le travail déjà cité (*Sur les propriétés thérapeutiques du seigle ergoté*), j'ai publié trois cas de névralgies traités avec succès par le seigle ergoté, et j'en ai recueilli quelques autres semblables dans la suite. Mais comme tous ces cas sont très peu nombreux, j'ai cru devoir me borner à indiquer sur le tableau un faible degré d'efficacité de cet agent dans le traitement des névralgies.

9. — 1° *Bulletin de l'Académie de médecine*, t. VI, 2e série, p. 748, par M. G. SÉE.

J'ai soumis en traitement par les salicylates 4 cas de sciatique. Voici ce que j'ai observé :

Dans deux cas de sciatique déjà ancienne la guérison fut complète en quelques jours; mais dans un troisième cas, également traité en ville, l'insuccès fut complet; il s'agissait d'une névrite sciatique datant de trois ans, qui avait résisté à toutes les médications.

Dans un quatrième cas traité à l'hôpital, l'insuccès fut également marqué; il s'agissait d'une jeune fille, qui n'a éprouvé d'ailleurs non plus qu'un soulagement passager par les cautérisations à l'aide de l'appareil de Paquelin.

Et page 752 :

La médication salicylique a paru modifier avantageusement certaines névralgies faciales; mais cette action n'est pas définitivement établie; il en est de même pour le traitement de la sciatique par ce moyen.

2° J'ai eu occasion, de mon côté, d'employer avec succès l'acide salicylique dans trois cas de névralgies des plus vives et qui avaient résisté à d'autres moyens thérapeutiques pourtant très énergiques.

Dans le premier cas, que j'ai observé en novembre 1876, j'avais affaire à une névralgie très intense et des plus bizarres,

telle que je n'en avais jamais observé de pareille, et qui s'était
développée brusquement, sans cause appréciable. Cette névralgie, qui avait été précédée d'un léger coryza, siégeait exactement au-dessus de la racine du nez, au niveau du sinus
frontal et de là s'irradiait sur quelques branches du trijumeau
et notamment au nerf sus-orbitaire du côté gauche. La douleur était extrêmement vive et arrachait même des cris à la
malade, jeune dame d'une vingtaine d'années qui était cependant bien courageuse et n'avait pas l'habitude de se plaindre
sans de sérieux motifs.

Le premier jour où j'ai été appelé, j'ai administré d'abord
0 gr. 75 cent. de sulfate de quinine, puis 0 gr. 05 cent. de belladone, par pilules de 0 gr. 01 cent. données d'heure en heure.
Après l'insuccès complet de cette double médication, je prescris le soir une potion contenant 0 gr. 02 cent. de chlorhydrate
de morphine à prendre, par cuillerées à bouche, d'heure en
heure. La nuit suivante, néanmoins, s'est passée dans une
douleur continuelle et tout aussi vive. Aussi la malade me fait-
elle appeler le lendemain de bonne heure ; je prescris une potion contenant 1 gr. 50 cent. de sulfate de quinine, à prendre
en deux fois à une heure d'intervalle.

Malgré l'administration de cette nouvelle dose de quinine,
la souffrance reste toujours la même et la malade réclame
toujours à grands cris du soulagement. C'est alors que, dans
la soirée de ce second jour, je prescris 20 cachets Limousin
contenant chacun 0 gr. 50 cent. d'acide salicylique. Je recommande à la malade de prendre un cachet toutes les heures
jusqu'à ce qu'elle éprouve un soulagement notable et jusqu'à
concurrence de 10 ou 12 cachets. Or, après qu'elle a eu pris
4 cachets, la douleur, sans cesser, est devenue supportable,
et celle-ci a complètement disparu après l'administration du
huitième cachet.

Le quatrième jour au matin, la malade est tout à fait calme
et me demande si elle doit continuer l'emploi des cachets,
qu'elle n'a pas osé reprendre, tenant en cela à se conformer à
mes ordres, mais ajoutant qu'elle désirerait bien recommen-

cer la médication si je n'y voyais pas d'inconvénients. Mais, comme je tenais à savoir si le soulagement produit dépendait d'une simple coïncidence ou de l'effet réel du médicament, j'ai recommandé d'attendre le retour de la douleur, avant de reprendre les cachets. Or le calme a persisté pendant plus de 26 heures, et ce n'est que dans la matinée du cinquième jour que la douleur est revenue. Quoique moins intense qu'au début, celle-ci n'en revêt pas moins une exacerbation très prompte et des plus vives. Sans attendre mon conseil, la malade revient à l'usage des cachets, et elle éprouve un soulagement complet après le quatrième cachet. L'ayant revue dans l'intervalle, je lui fais prendre deux nouveaux cachets et je prescris la même dose totale (six cachets) chacun des deux jours suivants.

La névralgie a tout à fait cessé depuis ce jour pour ne plus reparaître. Notre malade, en quittant Pau quelques mois plus tard, m'a demandé l'ordonnance des doses d'acide salicylique dont j'avais fait usage, pour qu'elle pût les reprendre, dans le cas où elle serait atteinte de la même douleur dans un avenir plus ou moins éloigné.

Dans une autre circonstance, j'avais à combattre une névralgie très douloureuse et très tenace siégeant dans les branches superficielles du plexus cervical du côté droit et s'irradiant vers l'oreille et la clavicule correspondantes. Dans ce cas encore, la malade, âgée d'une trentaine d'années, nourrissait son second enfant et elle avait déjà pris plusieurs doses de sulfate de quinine, sans le moindre succès. Or elle a trouvé un prompt soulagement dans l'usage d'une dose quotidienne de 3 grammes d'acide salicylique pendant cinq jours consécutifs.

Enfin, dans le troisième cas, il s'agissait d'un homme âgé de 55 ans, qui fut pris d'un zona siégeant sur l'un des côtés, du cou et de la face, et s'accompagnant de douleurs névralgiques des plus vives et ne discontinuant ni nuit ni jour. Cette fois encore, la quinine, la belladone et la morphine avaient été impuissantes à procurer le moindre soulagement. Ce n'est

qu'après avoir pris de l'acide salicylique à la dose de 5 grammes que le malade a pu, pour la première fois depuis huit jours,
goûter quelques heures de sommeil. J'ai dû continuer la médication pendant plus de six semaines et porter la dose à 6 et
7 gram. par jour, dose que je n'ai jamais atteinte chez d'autres malades. Chaque fois que je venais à diminuer la dose et
à plus forte raison à suspendre la médication, les douleurs
redevenaient intolérables. Je dois ajouter même que l'acide salicylique, dans ce cas, n'a fait qu'alléger notablement la souffrance, sans la faire disparaître entièrement ; les douleurs
névralgiques ont été d'ailleurs d'une ténacité extrême et ont
persisté pendant plus de deux ans, sans jamais revêtir cependant la vive acuité qu'elles avaient pendant la période d'éruption du zona.

10. — *Voir la note 5.*

11. — 1° *Revue des sciences médicales*, t. XVI, 1880, p. 512.

Voir l'observation d'une névralgie faciale dont Rudolf
Weise s'est guéri à deux reprises par l'emploi des courants
galvaniques constants ;

2° *Traité de thérapeutique et de matière médicale*, par TROUS-
SEAU et PIDOUX, avec la collaboration de M. CONSTANTIN PAUL,
9ᵉ édition, t. II, p. 113.

On trouvera dans l'ouvrage de Remak... le récit d'un certain
nombre de névralgies de toutes les régions, presque toutes fort anciennes, qui ont été traitées par les courants continus . . . . .
..... Il annonce que, malgré l'ancienneté des maladies, s'il y avait
des névralgies qui dataient de plusieurs années, il ne fallait qu'un
petit nombre de séances pour soulager les malades et même pour
les guérir, car toutes, ou à peu près, ont guéri.
M. le Dʳ de Laurès, auquel l'hydrologie doit tant, a répété une
partie des expériences de Remak avec un appareil qu'il a fait venir
de Berlin. M. de Laurès a employé des courants *centripètes*, et il a
fait cesser par ce moyen des névralgies très douloureuses. Il insiste
sur ce point, comme l'a fait Remak, qu'il faut commencer par des
courants très faibles.

12. — *Traité de thérapeutique et de matière médicale*, par MM. TROUSSEAU et PIDOUX, 9° édition. CONSTANTIN PAUL. Paris, 1877, t. II, p. 1170 :

Mais ce n'est vraiment que dans ces dernières années, que les effets physiologiques de la vératrine ont été complètement reconnus, et qu'on est arrivé à découvrir la double propriété qu'on peut considérer comme la plus importante et la plus caractéristique : d'une part la *propriété de diminuer la douleur* dans certaines affections caractérisées par l'augmentation de la sensibilité générale et locale, telles que les rhumatismes et les névralgies ; et, d'autre part, la propriété de *ralentir le pouls et d'abaisser la chaleur animale,* en un mot d'exercer sur l'ensemble du système nerveux, et en particulier sur l'appareil circulatoire, une action sédative et hyposthénisante des plus manifestes.

Et page 1173 :

Son mode d'action (de la vératrine) sur le système nerveux de la vie animale justifie son emploi dans certaines névralgies, etc.

13. — 1° Voir le *Traité thérapeutique du quinquina et de ses préparations*, par P. BRIQUET. Paris, 1855, p. 418 et suivantes ;

2° D'après mon expérience personnelle, le sulfate de quinine serait utile dans les cas de moyenne gravité et même graves ; il serait impuissant dans les cas très graves.

14. — 1° J'ai relaté dans un autre travail (*De la Physiologie pathologique de la fièvre typhoïde et des indications thérapeutiques qui en dérivent*. Paris, 1878) 26 observations de fièvre typhoïde sur lesquelles il y a eu *trois* cas de mort dont *deux* ne sauraient être imputées au seigle ergoté qui était manifestement de mauvaise qualité. — Depuis la publication de ce travail, je n'ai recueilli que trois autres cas de moyenne gravité qui ont tous guéri.

Voici ce que j'ai cru remarquer sur l'action de ce remède dans le traitement de cette affection :

1° A part de rares exceptions, les cas très graves sont transformés en cas graves (en défalquant les deux cas de mort dont je viens de parler, dans lesquels le médicament inerte qui a été employé ne saurait être mis en cause, j'ai eu *un seul* cas de mort sur *huit cas très graves*);

2° Dans les cas graves ou de moyenne gravité, le mal poursuit sa marche, mais en revêtant une forme bénigne ;

3° Dans les formes bénignes et même dans quelques cas de moyenne gravité, surtout chez les enfants, le mal est enrayé après quelques jours de traitement ;

4° J'ai relaté un cas que j'ai observé avec le soin le plus minutieux et qui m'a conduit à cette conviction, qu'on peut prévenir le développement du mal, en instituant le traitement de bonne heure durant la période prodromique (*loc. cit.*, p. 112).

Tout récemment encore, pendant que mon travail était livré à l'impression, j'ai observé deux nouveaux faits dans lesquels, tous les signes prodromiques de la fièvre typhoïde existant depuis longtemps à un degré très prononcé, le mal a pu être prévenu par l'administration prolongée d'un traitement à l'ergot de seigle. Dans le premier cas, il s'agissait d'une jeune fille de 18 ans, chez laquelle ces troubles existaient depuis trois semaines; dans le second cas, j'avais affaire à un jeune homme de 22 ans affecté de ces mêmes troubles depuis cinq ou six semaines. Chez ces deux malades, tous ces symptômes de début, quoique très accentués, ont progressivement diminué et disparu après un traitement d'environ trois semaines et par une dose quotidienne de 1 gramme à 1 gr. 50. Aucun d'eux n'a dû s'aliter un seul jour, la santé s'étant rétablie très promptement.

Voici encore un cas à peu près semblable et des plus instructifs, que je viens de recueillir tout récemment. Aussi, crois-je devoir le rapporter jusque dans ses moindres particularités.

Fièvre typhoïde traitée dès la période prodromique par le seigle ergoté. Modification évidente de la marche de la maladie.

OBSERVATION. — *Le 4 avril* 1881, une dame vient me consulter pour son fils âgé de 14 ans, lequel a vu sa santé s'altérer notablement depuis 15 à 18 jours. L'enfant accuse, depuis cette époque, une grande lassitude, éprouve des vertiges dans la marche, a de la somnolence le jour, et de l'insomnie la nuit, ressent des maux de tête presque continuels et a fréquemment de la diarrhée. Pas d'épistaxis ni de fièvre, pouls à 80. — Je vois le malade pour la première fois, à 1 heure de l'après-midi. Quoique le diagnostic ne puisse pas être établi encore d'une manière définitive, je juge que ces troubles persistants peuvent se rapporter aux prodromes d'une fièvre typhoïde et je prescris vingt cachets Limousin contenant chacun 0,20 centigrammes de seigle ergoté. — *A prendre un cachet immédiatement et deux cachets ce soir, puis deux cachets, matin et soir, à 6 et 7 heures du matin et à 5 et 6 heures du soir, le dernier devant être pris immédiatement avant le repas.*

Le 6 au matin, je revois le malade, qui m'assure avoir éprouvé une très légère amélioration dans les troubles qu'il ressentait, si ce n'est pour l'inappétence qui persiste toujours au même degré. Il a pris jusqu'à présent neuf cachets, dont les deux derniers ce matin. *J'en prescris trois pour ce soir à 5 heures, 5 heures et demie et 6 heures, et deux pour demain matin.*

Le 7, j'apprends que tous les symptômes se sont notablement amendés, et que l'appétit a commencé à revenir depuis hier au soir. La physionomie de l'enfant est, d'ailleurs, plus éveillée. — *Même traitement.*

Le 8, état tout à fait normal. Pouls à 76 ; appétit entièrement revenu, bon sommeil, pas de vertiges en marchant. — L'enfant a joué hier avec quelques amis qui sont venus le voir. Il a fidèlement suivi la prescription indiquée et a pris encore deux cachets ce matin ; *il ne lui en reste plus qu'un qu'il prendra ce soir. — Je recommande à la mère de le laisser un jour sans traitement et de me prévenir après-demain, dans le cas où l'enfant ne continuerait pas à être aussi bien.*

Le 10, à 9 heures du soir, on me fait appeler et je trouve l'enfant ayant un léger frisson. Cependant, la peau est chaude, le pouls est à 116, la température, que je prends sous l'aisselle, est de 39°2. — J'apprends, que dès le 8 au soir, notre petit malade s'est déjà trouvé un peu moins bien et que, dans la journée d'hier, l'appétit s'est de nouveau perdu. En même temps tous les symptômes éprouvés primitivement sont revenus, sauf la diarrhée ; la faiblesse générale est de nouveau très marquée depuis hier. — Je demande pourquoi on ne m'a pas prévenu plus tôt, et l'on me répond que l'enfant, craignant que je l'empêchasse de s'amuser avec ses camarades, n'a pas voulu qu'on me fasse appeler. — *Je prescris vingt cachets de 0,25 centigrammes chacun. — A prendre deux cachets ce soir, et deux demain matin.*

Le 11 au matin, j'apprends qu'une heure après avoir pris le dernier cachet, hier soir, l'enfant a été pris de sueurs abondantes; il a dormi 3 ou 4 heures, dans la nuit; le matin, il se trouve un peu mieux; il a déjà pris les deux cachets prescrits pour ce matin. Pouls à 76.

Je revois le malade à 5 heures du soir et je constate 100 pulsations et 38°4 de température; pas de vertiges en s'asseyant sur son lit, comme il en éprouvait hier et ce matin. — Pour la première fois, je constate un peu de douleur à la pression sur la fosse iliaque droite, et j'avais inutilement cherché cette douleur, les jours précédents. — *Je prescris trois cachets pour ce soir, et deux pour demain matin.*

Le 12 au matin, j'apprends que le malade a dormi, pendant 6 ou 7 heures, dans la nuit; le nez, qui était enchifrené hier, ne l'est plus. L'enfant a eu ce matin une garde-robe très peu abondante, sans diarrhée; il vient de prendre du chocolat avec plaisir. Pouls à 76, température 37°4. Pas de vertiges ni la moindre douleur à la pression sur la fosse iliaque droite. — Je constate, pour la première fois ce matin, l'existence d'une tache rosée lenticulaire bien caractérisée, siégeant sur la fosse iliaque gauche. — *L'enfant ayant déjà pris ses deux cachets, ce matin, je recommande d'en donner un troisième dans le courant de la journée, dans le cas où il y aurait la moindre apparence d'un retour de fièvre.*

Je reviens *à 6 heures du soir* et j'apprends qu'un peu de fièvre étant survenue à 2 heures, l'enfant a pris le troisième cachet que j'avais prescrit conditionnellement . Toutefois l'enfant paraît être dans un état plus satisfaisant : il a pris aujourd'hui une tasse de bouillie au lait, une brioche et un œuf dur. Il éprouve seulement une légère raideur de la mâchoire du côté gauche, et le nez est redevenu un peu enchifrené. — Pouls à 76, température 38°4. — Il a pris un quatrième cachet à 5 heures et demie et va en prendre deux autres à 6 heures et 6 heures et demie. — *Dose totale de la journée : 1 gramme 50 centigrammes d'ergot de seigle.*

Le 13 au matin, je trouve le malade dans d'excellentes conditions. Il a passé une très bonne nuit, a mangé hier du ris de veau et deux potages, et a eu une petite garde-robe ce matin, après avoir pris un lavement. La tache rosée lenticulaire, quoique toujours très apparente, a beaucoup pâli et est moins saillante. Pouls à 72, température 37°2. — Physionomie vive et alerte. — Je permets au malade de se lever un peu dans la journée. — Il a pris 0,50 centigrammes d'ergot de seigle ce matin.

Je revois mon petit malade à 6 heures du soir, et j'apprends qu'il s'est levé de 10 heures et demie à 2 heures et demie sans se trouver fatigué : il a éprouvé seulement, à cette dernière heure, un très léger frisson qui a à peine duré quelques instants; il a accusé également quelques légères douleurs à la nuque. — Il a mangé, pour déjeuner, du ris de veau et des œufs brouillés, et à 3 heures, un peu de galantine de poulet, mais cette fois sans grand appétit. Il a pris également un petit verre à liqueur de vin de Frontignan et un peu de café. — Il va prendre, ce soir, 0,75 cent. *Dose totale de la journée : 1 gramme 25.*

Le 14 : a eu un très léger mouvement de fièvre hier soir de 7 à 10 heures, a transpiré abondamment, puis a bien dormi : a pris un lavement hier soir et un autre ce matin, sans résultat. Il se plaint d'une très légère douleur à la nuque ; a pris, ce matin, son chocolat avec plaisir. — Pouls à 72, température 36° 6. — A pris 0,50 centigrammes de seigle ergoté ce matin et en prendra pareille dose ce soir. — *Dose totale : 1 gramme.*

Le 15 : a eu un peu de fièvre, hier soir, de 8 à 11 heures, a abondamment transpiré et a très bien dormi le reste de la nuit. N'a pas de mal de tête ; ce matin, a bien déjeuné, a pris du chocolat avec plaisir. L'unique tache rosée lenticulaire que j'avais constatée les jours précédents, est à peine appréciable. — Pouls à 68, température 36° 8. — A pris 0,50 centigrammes de seigle ergoté, en prendra autant ce soir. — *Dose totale : 1 gramme.*

Le 16 : continue à aller bien. Cependant, hier, il n'a pas eu d'appétit et n'a pris que du bouillon et des potages. Il s'est sans doute fatigué en lisant une partie de la journée ; il s'est levé hier à 6 heures et a été agité le soir, par l'arrivée de son père, qui était absent auparavant. Il a cependant bien dormi, toute la nuit; ce matin, il va très bien. Pouls à 68 ; je n'ai pas songé à prendre la température. *Même dose d'ergot de seigle, dans toute la journée d'aujourd'hui : 1 gramme. Demain matin, il ne prendra que 0,25 centigrammes.*

Le 17 : Pouls à 60, température 37°, nuit dernière bonne. État très satisfaisant ce matin, quoique l'appétit ne soit pas aussi bon que les jours précédents. *Il a pris 0,25 centigrammes de seigle ergoté, ce matin. Je suspends toute médication pour ce soir et demain matin.*

Le 18, hier, a eu une diarrhée fétide ressemblant à une diarrhée d'indigestion; quatre garde-robes dans la journée, une autre dans la nuit et une sixième ce matin. Cependant, bon sommeil toute la nuit; il s'est levé hier depuis 11 heures jusqu'à 4 heures sans se trouver fatigué. L'appétit reparaît. Pouls à 60, température 37 degrés. *Expectation.*

Le 19, hier a eu deux garde-robes encore liquides, mais beaucoup moins fétides que la veille, l'une le matin et l'autre le soir. Il a lu presque toute la journée d'hier, ce que je lui reproche vivement. Le soir, a eu un peu de fièvre de 8 à 11 heures, à la suite de laquelle il a transpiré abondamment. La nuit a été cependant excellente. — Pouls à 72, température 36° 6. *Expectation.*

Le 20, même état. — Hier soir, seulement, a ressenti un peu de fatigue à la suite de lectures prolongées. Pouls à 68, température 36°6. *Expectation*, aujourd'hui et les jours suivants, l'enfant me paraissant entrer franchement en convalescence.

Le 25, il vient me trouver chez moi et m'apprend qu'il est sorti ces jours derniers. Il me dit cependant que, depuis le 23, il a de nouveau perdu l'appétit, a eu quelques vertiges, des rêves la nuit et de la céphalalgie occipitale dans le jour. Les 23 et 24, il a eu comme un véritable accès de fièvre, de courte durée, vers 7 heures du soir. *Je prescris 1 gr. 20 de sulfate de quinine en 8 pilules. — A prendre 4 pilules, ce soir, en 2 fois, à 4 heures et 5 heures, et 4 pilules, demain soir aux mêmes heures.*

Le 27, la fièvre n'a pas reparu, depuis l'administration de la quinine. Mais l'état général n'en est pas devenu meilleur; les vertiges, la céphalalgie et l'inappétence ont persisté : le sommeil est redevenu agité, pendant la nuit. — *Je prescris à 0,50 centigrammes de seigle ergoté pour ce soir et pareille dose pour demain matin.*

Le 28, hier, dans la journée, de même que les jours précédents, a ressenti un peu d'oppression. — Nuit dernière, meilleure que les précédentes. Ce matin, il recommence à éprouver un peu de sensibilité à la pression sur la fosse iliaque droite; je n'aperçois pas, sur l'abdomen ou ailleurs, la moindre tache rosée lenticulaire. — Pouls à 72, température 37 degrés. — *A pris 0,50 centigrammes de seigle ergoté hier soir et 0,50 centigrammes ce matin. — Même traitement, pour ce soir et demain matin.*

Le 29, bonne journée hier : a pu sortir, une demi-heure, et a mangé avec plaisir, aux deux repas. — Un peu de constipation. — A bien dormi la nuit dernière, bien qu'il ait eu, hier soir, un très léger frisson, avant de dîner. — Pouls à 68, température 37°1. — *Même traitement : 0,50 centigrammes d'ergot de seigle, matin et soir.*

Le 3 mai, a pris, chaque jour, 1 gramme de seigle ergoté et a été de mieux en mieux, jusqu'à hier. Il est sorti ces deux derniers jours, et hier, après avoir beaucoup couru avec ses camarades, il est rentré avec la fièvre; celle-ci a duré jusqu'à minuit et s'est terminée par une abondante transpiration. L'appétit se maintient, mais est devenu capricieux. Quoique la santé ne soit pas encore revenue, l'état est incontestablement meilleur, depuis que l'enfant a repris son seigle ergoté. Pouls à 80, température 37°4. *Même traitement : 1 gramme de seigle ergoté.*

Le 4, hier, a eu la fièvre, depuis 2 heures de l'après midi jusqu'à minuit; aussi, la mère a-t-elle donné un cachet d'ergot de seigle dans la nuit, ce qui porte la *dose totale d'hier à 1 gr. 25*. Nuit dernière agitée; cependant, a dormi 5 ou 6 heures. Pouls à 100, température 38 degrés. — Légère sensibilité à la pression de la fosse

4

iliaque droite. — Constipation. — Appétit diminué. *Je prescris, pour aujourd'hui, une dose de 1 gr. 50 de seigle ergoté.*

Le 5, la fièvre devient continue ; c'est ainsi qu'elle a duré, depuis hier, sans interruption. Nuit dernière agitée, transpiration abondante, tendance à la diarrhée, pas d'appétit, grand accablement, n'a plus envie de lire. — Pouls à 100, température 38°1. *A pris ce matin 0,75 centigrammes de seigle ergoté, en prendra 1 gramme ce soir. — Dose totale : 1 gr. 75.*

Je revois le malade, le soir à 6 heures. — La fièvre ne l'a pas quitté ; l'accablement persiste, quelques nausées ; a eu, dans la journée, une garde-robe solide ; céphalalgie ; un peu de toux ; rien d'appréciable à l'auscultation de la poitrine. — Pouls 96, température 38°4. — A pris ses 3 cachets de l'après-midi, en prendra un quatrième ce soir à 10 heures, comme il était convenu. — Demain matin, il prendra 1 gramme.

Le 6, très peu de sommeil et agitation durant la nuit dernière. État d'assoupissement marqué. — Douleur vive dans les régions sous-occipitale et temporale droite. — Nausées. — Léger gargouillement à la fosse iliaque droite. Je constate la présence d'une nouvelle tache rosée lenticulaire à 0,05 ou 0,06 centimètres à gauche de la ligne médiane, sur une ligne horizontale passant par l'ombilic. Pouls 88, température 37°8.

A pris 1 gramme d'ergot de seigle ce matin, en prendra 1 gr. 25 ce soir. Dose totale, 2 gr. 25.

Le 7, va beaucoup mieux, ce matin, — a bien dormi la nuit dernière et a abondamment transpiré. — Hier, a pris, dans la journée, des bouillons, potages, un œuf à la coque, du jus de viande et sucé quelques bouchées de côtelette de mouton, a eu hier une garde-robe solide. Pouls 84, température 37°2. Ce matin a pris du lait avec plaisir.

A ma visite du soir, j'apprends que le malade n'a pas eu de fièvre et a passé une assez bonne journée. Physionomie beaucoup plus vive, a pris un œuf à la coque et quelques bouchées de saumon aux petits pois, mais sans grand appétit. — Pas de céphalalgie. Pouls 84, température 38 degrés. *Avait pris, ce matin, 1 gramme de seigle et en a pris autant ce soir ; il prendra encore 0,25 centigrammes vers 10 heures. Dose totale : 2 gr. 25.*

Le 8, bon sommeil et transpiration abondante la nuit dernière. Hier a mangé de bon appétit. — Il a voulu se lever un peu hier, dans l'après-midi, mais il a dû se recoucher aussitôt, à cause de la faiblesse et des vertiges qu'il éprouvait. La tache rosée lenticulaire est beaucoup plus pâle. Pouls 80, température 37°2.

A ma visite du soir, je trouve le malade un peu fatigué, à cause des efforts qu'il vient de faire pour aller à la garde-robe ; il a rendu avec peine quelques matières fécales dures, bien qu'il eût pris un lavement émollient quelques instants auparavant. N'a pas eu d'appétit, dans la journée; il reste encore de l'accablement. Pouls 68, température 38°2. — Même traitement qu'hier. — *Dose totale : 2 gr. 25.*

Le 9, état de plus en plus satisfaisant.

Le matin, pouls 72, température 37 degrés.

Le soir, pouls 76, température 37° 6.

Dose totale de la journée : 2 grammes.

Le 10, s'est levé hier pour dîner. La convalescence marche à grands pas.

Le matin, pouls 72, température 37 degrés.

Le soir, pouls 76, température 38° 2.

Dose totale de seigle ergoté : 1 gr. 75.

Le 11 *et jours suivants*, l'amélioration s'accentue de plus en plus. État tout à fait normal du pouls et de la température. — *Le 11, il prend encore 1 gramme de seigle ergoté, et le 12, 0,75 centigrammes.* — A partir de ce jour, il prend encore 0,50 centigrammes par jour pendant une semaine, pour prévenir toute nouvelle rechute. — Or, cette fois, la convalescence ne s'est pas démentie un seul instant et, chose remarquable et qui a frappé toutes les personnes qui ont pu s'assurer du fait dès les premiers jours du retour à la santé, notre petit jeune homme n'avait nullement l'air de se relever d'une longue maladie. Il a très peu maigri, a le teint rose et frais, et conserve en un mot toutes les apparences d'une excellente santé.

Je crois devoir cet avantage à l'habitude que j'ai prise depuis longtemps de donner à mes malades une alimentation suffisante et en rapport avec leur goût et leur appétit. Cette pratique, qui pourrait offrir de graves inconvénients avec la simple expectation qu'on suivait autrefois, n'en a pas le moindre avec le traitement que je mets en usage et qui fait d'ordinaire recouvrer assez rapidement l'appétit aux malades.

2° *Note supplémentaire aux recherches expérimentales sur le principe actif et le mode d'action de l'ergot des graminées,* par M. PAROLA, dans *Archives générales de médecine*, t. XII, 1846.

8° *Conclusion* : (Concernant les propriétés thérapeutiques de l'ergot de seigle.)

Page 239 :

Son action calmante des mouvements nerveux et artériels le rend *un moyen d'une grande valeur dans la fièvre typhoïde.*

3° *Journal de médecine et de chirurgie pratiques*, 1878.

Page 62 :

Mon ami et ancien collègue d'internat, M. Siredey, rapporte l'observation d'un garçon de 20 ans auquel il déclare lui-même avoir administré du seigle ergoté d'après les indications que j'avais eu occasion de lui fournir sur divers cas de succès dont j'avais déjà été témoin dans ma pratique.

Ce malade, entré dans son service le 8 octobre 1877, était atteint *« d'une fièvre typhoïde extrêmement grave et datant de dix à douze jours ».* Or une première dose de 2 grammes a produit, dès le lendemain, « une atténuation considérable des symptômes de la veille... Le seigle fut continué pendant trois jours, après lesquels le ventre avait repris son ballonnement normal, et le délire avait complètement disparu. La fièvre typhoïde suivit ensuite son cours avec une intensité moyenne. Il survint cependant une pneumonie qui retarda un peu la convalescence. »

4° Pendant que je corrigeais les épreuves du présent travail, j'ai eu la visite de mon excellent confrère M. Foix (d'Oloron, Basses-Pyrénées), lequel m'a appris avoir employé le seigle ergoté avec succès chez plusieurs de ses malades atteints de fièvre typhoïde. Or, quoique pressé par le temps, il a bien voulu m'adresser dès le lendemain la lettre suivante, où il résume, dans une courte note, la statistique des cas qu'il a recueillis. Je suis heureux de pouvoir lui en adresser ici publiquement tous mes remercîments.

Mon cher confrère,

Voici, au courant de la plume, les renseignements que je vous ai annoncés :

Une épidémie de fièvre typhoïde a éclaté à Moumours en 1879 ; elle a été tout à fait locale et me paraît avoir eu pour cause l'insalubrité des habitations. Les premiers malades atteints étaient de mes clients et appartenaient à la même famille, dont quatre membres à la fois ont présenté tous les symptômes de la maladie. De là, le mal s'est propagé dans le village, et j'ai eu occasion de donner mes soins à 11 typhoïdés que j'ai traités par le seigle ergoté.

Parmi ces 11 cas, 3 ont été très graves, 4 graves et enfin 4 de moyenne gravité. Les deux premiers groupes de cas très graves et graves se sont montrés au début de l'épidémie; dans aucun de ces cas je n'ai pas employé le seigle ergoté avant la fin du premier septénaire. J'ai agi de la sorte pour que les divers symptômes caractéristiques eussent eu le temps de se développer, et pour qu'il ne pût rester aucun doute dans mon esprit sur la nature de la maladie. Or, chaque fois que j'ai employé le seigle ergoté, j'ai été frappé de la rapidité avec laquelle une amélioration très sensible s'est produite dans les accidents les plus graves. Cette action a été surtout très remarquable sur un enfant de 14 ans dont l'état paraissait désespéré. Deux jours après l'administration du remède, son état ne semblait pas de beaucoup aussi alarmant, et, au quatrième jour, l'enfant était hors de tout danger. Ce fut pour moi une véritable résurrection.

Plus tard, dans les cas de fièvre typhoïde qui rentrent dans le dernier groupe, j'ai administré le seigle ergoté vers le troisième ou quatrième jour. Est-ce à son action que je dois attribuer la bénignité des accidents? Je ne saurais l'affirmer, et cependant tout me porterait à le croire. — En somme, sur les 11 malades que j'ai eu à soigner, je n'ai eu qu'un seul décès. Et encore, ce décès a-t-il eu lieu au milieu d'une convalescence très franche, par mort subite survenue sans doute à la suite d'une embolie.

Je dois ajouter qu'en dehors de ma clientèle, d'autres habitants de la commune de Moumours ont été atteints au même moment par l'épidémie en question, et que quelques-uns, sans que je puisse en préciser le nombre, ont succombé à cette affection.

Voilà, mon cher confrère, les renseignements que je tenais à vous faire connaître. En ce qui me concerne, je suis persuadé que le seigle ergoté a une action puissante dans la fièvre typhoïde. Telle est du moins l'impression qu'ont laissée dans mon esprit les tentatives que je viens de vous relater en peu de mots et qui ont été suivies d'un succès que je n'osais pas espérer.

Quant aux doses et au mode d'administration du médicament, je me suis exactement conformé dans mes prescriptions à la pratique que vous avez indiquée dans votre travail sur la *physiologie pathologique de la fièvre typhoïde*.

Je vous prie d'agréer, mon cher confrère, l'assurance de mes sentiments dévoués.

Oloron-Sainte-Marie, le 30 octobre 1881.

Foix.

Au moment où ce travail était à peu près terminé, M. Larrouy, médecin vétérinaire des plus distingués de notre ville et de notre région, a bien voulu me communiquer les deux re-

marquables observations suivantes de typhose qu'il a recueillies
chez le cheval.

5° *Deux cas de typhose grave sur le cheval traités avec succès
par le seigle ergoté.*

La typhose ou fièvre typhoïde des solipèdes, dont l'apparition a été signalée cette année dans plusieurs départements à
la fois, a fait périr un grand nombre de chevaux, dans les
grandes villes surtout, où ces animaux sont soumis à des travaux pénibles. Cette maladie ayant revêtu le type épizootique,
le département des Basses-Pyrénées a été envahi à son tour, et
nous constations des cas nombreux de typhose dès la première
quinzaine de mai. A Pau et aux environs, l'affection a été bénigne, c'est à peine si quelques sujets ont succombé ; la forme
catarrhale ou adéno-catarrhale (fièvre muqueuse simple ou co-
cotte) est celle qui s'est présentée généralement. Les cas les
plus graves, à la suite desquels les malades ont succombé,
étaient représentés par la forme thoracique (pneumonie gan-
gréneuse ou typhoïde).

J'ai pu observer dernièrement encore *deux cas de typhose
grave.* Après avoir employé, au début, le traitement classique,
et n'ayant obtenu aucun changement favorable dans l'intensité
de la maladie, craignant enfin une fâcheuse terminaison, je me
décidai, d'après les conseils de mon ami M. le docteur Duboué,
à essayer le seigle ergoté. Les résultats obtenus dans ces deux
essais ont pleinement justifié la confiance que M. Duboué a
accordée depuis longtemps à cet excellent médicament. Je
tiens à les signaler, et c'est à cette intention que j'ai rédigé la
note suivante :

PREMIÈRE OBSERVATION. — *Le 24 juin* dernier, le piqueur de la
Société des chasses au renard de Pau conduisit chez moi un cheval
irlandais, âgé de 12 ans, traité depuis 8 jours pour cause d'épizootie
régnante manifestée sous la forme catarrhale simple. Les soins
avaient consisté en sinapismes sur le corps, administration de sulfate de soude à la dose journalière de 100 grammes, lavements
purgatifs, régime émollient. L'amélioration qui avait été observée

à la suite du traitement laissait entrevoir une terminaison heureuse, lorsque le 23 juin, dans la soirée, au rapport du conducteur, l'animal, après une forte quinte de toux, eut une hémorrhagie abondante par les naseaux et la bouche. Ce symptôme, d'une gravité exceptionnelle chez le cheval, fut suivi d'une grande tristesse : le malade refusa toute nourriture.

A ma visite du 24, au matin, je constate les symptômes suivants : Tristesse, pesanteur de la tête qui est tenue basse et appuyée sur la mangeoire, paupières relâchées, attitude nonchalante, démarche mal assurée, traînante, reins inflexibles, peau sèche, sa température plus élevée qu'à l'état normal, pouls petit, vite et accéléré, conjonctives infiltrées et d'un rouge cerise très prononcé. Toux faible, pénible, accompagnée de gémissements plaintifs ; respiration grande et irrégulière ; douleur et matité à la percussion de la poitrine ; à l'auscultation, murmure respiratoire faible dans les parties inférieures des deux poumons ; frottement pleurétique facile à percevoir ; respiration supplémentaire dans les régions supérieures.

Diagnostic : Pneumo-pleurite typhoïde.

Pronostic fâcheux.

Traitement : Saignée de 3 kilog. à la jugulaire (le sang extrait est noir, peu coagulable, son sérum est augmenté), large application sinapisée des deux côtés de la poitrine et sur les quatre canons ; séton animé avec essence de térébenthine au poitrail, suivi d'une couche d'onguent vésicatoire sur la peau qui recouvre le séton. Émétique à l'intérieur.

Le 25 et le 26, je trouve l'animal plus malade, les révulsifs n'ont pas produit d'engorgement ; l'affection pulmonaire s'étend.

Le 27, nouvelle aggravation de la maladie ; un séton animé est appliqué de chaque côté de la poitrine ; en outre, je remplace l'émétique par le *seigle ergoté.* Ce médicament sera donné en électuaire, à la dose de 12 grammes en 4 fois par jour. Étant obligé de m'absenter pour quelques jours, je recommande au piqueur, qui est un homme sur lequel je compte absolument, de donner régulièrement, chaque jour, la dose de seigle prescrite depuis le 27.

Je revois le sujet malade le 2 juillet dans l'après-midi. J'avoue que je fus frappé des changements qui étaient survenus pendant mon absence ; une grande amélioration s'était produite, l'appétit s'était réveillé, l'infiltration et l'injection des conjonctives avaient sensiblement diminué ; les sétons étaient en pleine suppuration, ils étaient devenus douloureux au toucher. Enfin, les lésions pulmonaires constatées précédemment étaient en voie de résolution. Le traitement est continué jusqu'au 9 juillet inclusivement ; il est supprimé à partir du 10. Depuis cette époque la guérison paraît assurée.

Suppression des sétons à partir du 15. L'animal est remis progressivement au régime habituel.

DEUXIÈME OBSERVATION. — J'ai suivi de près le sujet de cette observation, que son propriétaire a laissé dans mon infirmerie. Je lui ai
administré moi-même le seigle ergoté pendant la durée du traitement.
Signalement. Renseignements. Cheval de race garonnaise, sous
poil bai, âgé de 7 ans, taille 1ᵐ,47, provenant d'achats récemment
faits aux foires de Toulouse; importé ici depuis quelques jours. Je
le vois pour la première fois le 2 juillet courant à Gan, petite ville
située à 8 kilom. de Pau, chez son nouvel acquéreur M. Poey. Je le
trouve malade d'inflammation des premières voies respiratoires,
accompagnée de jetage assez abondant par les deux naseaux; l'animal, quoique mangeant peu, a conservé sa gaieté; il fait un très
petit travail. Je prescris : frictions d'axonge cantharidée sous la
gorge, sinapisme sur le corps; à l'intérieur, le goudron pulvérulent
à la dose de 30 grammes par jour, et un régime émollient. Peu de
jours après j'apprends que le cheval est plus malade, son propriétaire ne se décide à le faire conduire chez moi que le 15. L'animal
a fait le parcours de Gan à Pau avec difficulté, tellement il est
affaibli par la maladie. Voici les symptômes qu'il offre à son arrivée :
Maigreur prononcée, faiblesse, démarche nonchalante et traînée,
reins raides, insensibles à la pression des doigts. Tristesse, anorexie,
soif augmentée. Urine fréquente, peu abondante, pénis se rétrac-
tant avec lenteur; matières fécales à moitié ramollies, recouvertes
d'une couche muco-albumineuse épaisse, expulsées avec douleur et
suivies de légères coliques. Œil gauche larmoyant, mucosités épaisses à son angle nasal et sur le chanfrein, conjonctives infiltrées, de
couleur rouge cerise, pouls petit, vite et irrégulier; œdèmes aux
canons postérieurs étendus jusqu'au-dessus des jarrets; respiration
vite, irrégulière, parfois plaintive, accompagnée de râle muqueux.
Toux petite, profonde, jetage nasal épais, concret et adhérent aux
ailes du nez. L'auscultation, la percussion font reconnaître les
symptômes de pneumonite double.

Diagnostic. — Typhose sous la forme thoraco-abdominale.

Pronostic. — Des plus graves.

Pour traitement, j'administre le seigle ergoté à la dose de 12 gr.
dans la journée, et en 4 fois. La poudre de seigle est incorporée à
une petite quantité de miel et à un peu de son pour former un
électuaire; deux lavements émollients; de plus, application sinapisée sur tout le corps; couverture de laine.

Le 16, même état, l'animal a bu avec avidité de l'eau tiède blan-
chie à la farine d'orge, mais il n'a mangé ni barbotage, ni paille.

Continuation du seigle ergoté et des lavements prescrits la veille.

Le 17, amélioration à peine dessinée, tristesse moins prononcée, l'animal fait, par intervalles, attention à ce qui se passe autour de lui ; la respiration paraît moins grande, moins irrégulière. L'appétit se réveille un peu, mêmes soins que la veille. .

Le 18, amélioration sensible. État général meilleur, l'animal mange avec appétit la paille et le son, l'œil gauche est plus ouvert, les conjonctives sont moins colorées, la bouche est moins chaude et plus humide, l'animal accuse de la sensibilité à la pression des reins. Les excréments sont expulsés avec moins de douleur, le mucus albumineux qui les coiffe est peu abondant ; mêmes doses de seigle, mêmes lavements.

Le 19 *et le* 20, l'amélioration a fait des progrès très rapides. Le traitement est continué comme les jours précédents.

Le 21. Le cheval offre les signes extérieurs de la santé, il mange et boit avec avidité, les œdèmes des canons postérieurs ont disparu. Les lésions pulmonaires disparaissent comme par enchantement, l'hypersécrétion intestinale n'existe plus, le jetage, la toux ont cessé.

Le 22, cessation du traitement ; l'animal est complètement guéri.

15. — 1° *Revue des sciences médicales*, t. VI, 1875, p. 243 :

L'acide salicylique, d'après Buss, est un antipyrétique puissant ; son action peut être comparée à celle de la quinine, et on peut l'administrer dans les mêmes cas que cet alcaloïde. . . . . C'est une substance digne d'appeler l'attention dans le traitement de la fièvre typhoïde, l'érysipèle, le rhumatisme articulaire aigu par exemple, en un mot dans les cas où on désire modifier le symptôme fièvre.

H. Chouppe.

2° Voir l'opinion contradictoire de Wolffberg et l'analyse des travaux de Buss, Zimmermann, Senator et Malé, etc., etc., t. VII, 1876, p. 96 et 97.

3° *Revue des sciences médicales*, t. XIV, 1879. *L'acide salicylique et les salicylates. Revue générale*, par E. Ricklin, p. 750 :

Dans l'érysipèle, il (l'acide salicylique) a donné de bons résultats à quelques auteurs. Dessau dit avoir obtenu une amélioration dès les premières 24 heures. Dans 8 cas à forme grave, la guérison s'est montrée entre 2 et 8 jours. Petersen a employé les injections hypodermiques à la dose de 50 centigr., 1 gram., et dit avoir réussi à couper l'érysipèle.

4° *Du traitement de la fièvre typhoïde par le calomel, le salicylate de soude et le sulfate de quinine*, par le Dr H. Hallopeau (*Union médicale* du 20 mars 1881).

Quoique la médication complexe à laquelle l'auteur a eu recours, ne nous permette pas de faire la part exacte de ce qui revient à l'action du salicylate de soude, je crois devoir mentionner ici les résultats remarquables qu'il a obtenus.

Page 469 :

Il résulte des faits précédemment exposés que l'on peut obtenir, avec le salicylate de soude et le sulfate de quinine administrés suivant les règles que nous avons indiquées, les mêmes effets antipyrétiques qu'avec les bains froids, sans tourmenter les malades et sans les exposer aux mêmes accidents. Les sensations de chaleur à la face et les bourdonnements d'oreille que provoquent ces médicaments sont facilement supportés ; la stupeur est généralement peu prononcée ; aucun de nos malades n'a perdu la conscience de ses actes, la langue reste ordinairement humide ; l'adynamie est généralement peu marquée, alors même que la maladie se prolonge ; les escharres ne se produisent qu'exceptionnellement. . . . . . .

. . . . Sur les 20 malades dont nous avons rapporté les observations, 3 ont succombé, soit 15 pour 100 ; c'est un chiffre relativement favorable, puisque, d'après les études de notre éminent secrétaire général, la mortalité typhoïde varie de 15 à 25 pour 100, et que Murchison est arrivé, pour 5,988 observations, au chiffre moyen de 17,26 0/0. Nous ferons remarquer, d'autre part, que, sur ces 3 décès, 2 au moins peuvent être imputés à des accidents, car l'un d'eux a été provoqué par une perforation de l'intestin et un autre est survenu très tardivement, pendant la convalescence, alors que le malade paraissait hors de danger.

Et page 470 :

Deux grammes de salicylate de soude suffisent d'habitude à produire une action antipyrétique. . . . .
En prescrivant alternativement le sulfate de quinine et le salicylate de soude, on réussit le plus souvent à maintenir le centre des oscillations thermiques à un chiffre relativement bas ; l'on évite ainsi les effets pernicieux de l'hyperthermie, et il semble qu'on exerce en même temps une action favorable sur l'évolution de la maladie ; on

agit sur la température aussi puissamment qu'avec les bains froids, sans exposer les malades aux mêmes accidents.

. . . .

Dans les cas où l'hyperthermie persiste malgré cette médication, on peut porter les doses quotidiennes de sulfate de quinine à 1 gr. 50, 2 gram. et même 3 gram.; on peut donner également 4 gram. de salicylate de soude, à la condition de ne renouveler cette dose que tous les deux ou trois jours, et après avoir constaté par l'examen des urines que le médicament a été éliminé.

5° *Union médicale*, n° du 1ᵉʳ mai 1881. *Du traitement de l'érysipèle par le salicylate de soude administré intus et extra,* par le docteur H. HALLOPEAU, p. 713 :

En résumé, nous croyons pouvoir conclure de nos observations : que le salicylate de soude, employé suivant le mode que nous avons indiqué, abaisse la température dans l'érysipèle ;

Qu'il semble plus souvent abréger la durée de la maladie.

6° *Association française pour l'avancement des sciences* (session d'Alger, 1881) *Gazette hebdomadaire de médecine et de chirurgie* n° du 6 mai 1881. *Traitement de la fièvre typhoïde par le salicylate de soude.*

Page 283 :

M. le Dʳ Caussidon (d'Alger) a traité par ce moyen, tant dans son service à l'Hôpital civil que dans sa clientèle, trente-deux malades. De ses observations, accompagnées de nombreux tracés, il résulte un certain nombre de faits intéressants qui peuvent se résumer ainsi :

Le salicylate produit un abaissement de la fièvre d'une manière plus simple, plus facile et plus durable que la réfrigération. Aucun autre antipyrétique ne paraît capable de modérer la fièvre et d'abaisser la température d'une manière aussi sûre et aussi rapide. Il n'a pas une action constante sur le pouls, mais certains cas démontrent toutefois que cette action est manifeste.

Quelques faits permettent de penser qu'en donnant le salicylate dès le début d'une maladie fébrile, qu'on a quelque raison de supposer être une fièvre typhoïde commune, on aurait des chances de voir cette fièvre ne pas dépasser de beaucoup le premier septénaire. Sans espérer juguler la maladie, on est autorisé à croire qu'on aurait, en agissant ainsi, un plus grand nombre de cas de forme abortive. Lorsque la température tombe au-dessous de 37°,5, on observe presque constamment de la dyspnée et de l'anxiété précordiale pénible. Pour éviter ces inconvénients, M. Caussidon recommande d'administrer 1 gram. de salicylate toutes les deux heures et de surveiller la température; on pourra continuer tant que celle-ci dépassera 38 degrés, mais on s'arrêtera lorsqu'elle se sera abaissée au-dessous de ce chiffre. L'ascension anormale de la température dans le cours d'une fièvre typhoïde traitée par le salicylate, annonce l'imminence ou l'invasion d'une complication plus ou moins sérieuse, surtout si l'on avait déjà obtenu une défervescence par la médication.

M. Hérard est d'avis que les préparations phéniquées et salicylées doivent être de plus en plus employées dans le traitement de la fièvre typhoïde et d'autres affections fébriles; pour sa part, il en fait chaque jour de nouvelles applications en thérapeutique, et il n'a qu'à s'en louer.

7° *Revue des sciences médicales*, t. VII, 1876, p. 99.

Meli a fait ses essais avec le salicylate de soude dans la clinique de Thierfelder, à Rostock. . . . .
. . . . . . (Il) a traité ainsi, depuis le commencement de mai, 24 malades, dont 7 typhiques et 4 phthisiques.

Les résultats obtenus l'ont assez satisfait pour qu'il ait beaucoup restreint l'usage de la quinine et des bains froids.

Dans environ la moitié des cas, la chute de température se fit au milieu de sueurs profuses; cependant l'auteur a vu des abaissements de 40°4 à 37° sans aucune transpiration.

J. B.

8° D'après M. Zuber (*id.* t. IX, 1877, p. 373), l'acide salicylique et le salicylate de soude seraient sans action sur la fièvre typhoïde. La même opinion est exprimée par M. Germain Sée (*Bulletin de l'Académie de médecine*, t. VI, 2° série, 1877, p. 724.)

16. — *Note sur l'emploi de l'acide phénique comme agent antipyrétique*, par M. H. Desplats (de Lille), *Gazette hebdomadaire*, 1881, p. 628 :

Après beaucoup d'autres, nous l'avons nous-même donné (l'acide phénique) à tous nos typhiques, dont il a toujours abaissé d'une façon remarquable la température.

. . . .

Si l'on donne à un fébricitant, en un lavement, en boisson ou en injection sous-cutanée, 50 ou même 25 centigrammes d'acide phénique, on amène un abaissement rapide de la température. Depuis trois ans, nous avons toujours observé cet effet.

. . . .

Il y a quelques semaines, ayant à nouveau constaté que chaque lavement phéniqué amenait, et cela sans accident, un abaissement très sensible, mais temporaire, de la température, nous résolûmes d'user de lavements comme on use de bains froids, et de les administrer chaque fois que se produirait une ascension. Les résultats furent des plus encourageants et méritent d'être connus.

Et page 629 :

En somme, chez cinq malades atteints de fièvre typhoïde grave, nous avons obtenu à volonté l'abaissement de la température par l'administration de lavements phéniqués.

Et page 631 :

L'acide phénique, administré à doses suffisantes aux fébricitants, a toujours pour effet d'abaisser rapidement leur température ;

Cet abaissement temporaire peut être maintenu et accru par l'administration de nouvelles doses, et, grâce à cet agent, le médecin peut modérer à volonté la température des malades ;

Les doses d'acide phénique considérées jusqu'ici comme toxiques, peuvent être dépassées sans danger. Cela résulte des observations citées dans lesquelles nous voyons des malades en prendre pendant plusieurs jours 8, 10 et 12 grammes, sans en éprouver aucun accident ;

Le rectum est la meilleure voie d'introduction. Il est bon de ne jamais administrer plus de 2 grammes en un seul lavement. Cette dose ne doit même jamais être donnée du premier coup à un adulte ; 1 gramme et souvent moins suffit, même dans des cas où la fièvre est très intense. Pour un enfant, selon l'âge, on donnera 0 gr. 10, 0 gr. 15, 0 gr. 20, etc., etc.

Et page 856 :

Comment agit l'acide phénique? Nous ne pouvons le dire d'une manière précise; cependant la rapidité de son action, qui n'est comparable à celle d'aucun autre médicament antipyrétique, ne peut s'expliquer sans l'intervention du système nerveux. Les *convulsions* obtenues dans les cas d'administration à doses toxiques confirment cette opinion.

Si l'on ne peut dire comment agit l'acide phénique, on peut, nous semble-t-il, affirmer que, dans les cas dont nous venons de parler, et dans les cas analogues, il n'agit pas comme antiseptique, comme fermenticide. Dès le début, c'est comme tel que nous l'administrâmes; mais les effets obtenus ne s'accordent nullement avec ces vues; s'il agissait, en effet, comme antiseptique, l'acide phénique n'aurait pas une action aussi prompte et surtout aussi passagère, car, il ne faut pas l'oublier, l'action de l'acide phénique, si elle est prompte et sûre, est aussi courte.

17. — 1° *Union médicale*, 3° série, t. XIV, 1872. *Note sur l'action thérapeutique de la digitaline cristallisée*, par le Dr WIDAL, p. 387 :

La digitale, on le sait, a été employée en Allemagne d'abord, en France ensuite, dans le but d'abaisser le pouls et la température des typhiques; en d'autres termes, dans le but de supprimer l'élément *fièvre*, un des plus dangereux, et aussi le seul constant de la fièvre typhoïde. J'ai moi-même expérimenté longuement la digitale dans le traitement de la fièvre typhoïde, et j'ai consigné les résultats obtenus dans un mémoire qui a été présenté à l'Académie de médecine. Si je suis parvenu presque constamment à couper la fièvre lorsque la digitale dont je me suis servi était de bonne qualité, il m'est arrivé bien des fois d'obtenir des effets médiocres ou nuls, lorsque la digitale était de qualité inférieure.

Page 388 :

En résumé, nous observons ici (chez un malade atteint de fièvre typhoïde et qui a pris de la digitaline cristallisée de Nativelle) : 1° comme effets physiologiques, abaissement de la température d'abord, du pouls ensuite, après l'ingestion de 3 milligr. 1/2 de digitaline répartis sur 5 jours; dilatation des pupilles; 2° effets thérapeutiques, amélioration immédiate.

Il est probable que la température et le pouls se seraient abaissés plus rapidement si les doses de digitaline avaient été plus fortes dès le début. Il nous est arrivé, avec une infusion de 1 gramme de bonne digitale, d'obtenir en quarante-huit heures la suppression *de la fièvre*.

2° *Leçons cliniques sur les manifestations cardiaques de la fièvre typhoïde*, par M. G. HAYEM. Broch. in-8°, 1875. Publications du *Progrès médical*. P. 47 :

Mais, parmi les antipyrétiques que nous venons de citer, il en est un qui, vous le savez, est utilisé comme tonique du cœur. Je veux parler de la digitale. C'est précisément cette substance qui, jusqu'à présent, s'est montrée la plus efficace contre la forme parétique de la myocardite typhoïde. Il me suffira donc, pour terminer ces considérations thérapeutiques, de vous montrer que les bons effets de la digitale sont dus non seulement à son action antipyrétique, mais encore à son influence sur le cœur.

3° Voir également les conclusions d'un travail, intitulé :

Action de la digitale sur l'évolution de la fièvre typhoïde, par le Dr BERNHEIM (de Nancy), dans *Archives générales de médecine,* 6ᵉ série, t. XXV, 1875, p. 218 :

2° *Conclusion :* La digitale, administrée dans la fièvre typhoïde (méthode Hirtz, digitale préparée selon les prescriptions de Hepp), produit toujours un abaissement de température, soit défervescence complète, soit rémission, etc., etc.

18. — 1° *Dictionnaire encyclopédique des sciences médicales* de M. DECHAMBRE, article *Créosote,* par M. ERNEST LABBÉE, t. XXIII, p. 110 :

Quoi qu'il en soit de cette théorie, elle a conduit l'auteur (M. Pécholier, de Montpellier) à une application heureuse de la créosote, puisque depuis qu'il l'administre aux typhoïsants, et le nombre de ses observations dépasse 150, il l'a toujours trouvée des plus efficaces. Généralement il se borne à faire prendre à ses malades la potion que voici :

Créosote.	3 à 5 gouttes.
Essence de citron. . . . . . , . .	3 —
Potion gommeuse.	120 grammes.

par cuillerées à soupe toutes les heures. Il donne encore chaque jour un lavement avec 3 à 5 gouttes de créosote et fait répandre ce liquide dans la chambre du malade. Le traitement doit commencer dès qu'on soupçonne l'invasion possible de la maladie et ne cesser qu'à la défervescence. . . . .

. . . .

Le Dr Morache, expérimentant la méthode de Pécholier, a vu se confirmer sous ses yeux sa grande valeur thérapeutique. . . . . .

. . . .

L'année précédente, Gaube déclarait, devant l'Académie des sciences également, qu'il avait vu la créosote guérir onze fois sur douze la fièvre typhoïde et supprimer complètement les convalescences. . . . . En somme, la méthode thérapeutique de Pécholier a donné entre les mains de ceux qui l'ont bien appliquée de bons résultats; aussi bien faut-il la prendre en sérieuse considération.

2° J'ai eu occasion de mon côté, il y a six ou sept ans, d'administrer la créosote dans trois cas graves de fièvre typhoïde, en suivant les indications tracées par M. Pécholier, et j'ai été frappé, dans ces trois cas, de l'amélioration rapide qui a suivi l'emploi de ce médicament. Les trois malades ont, d'ailleurs, parfaitement guéri.

19. — N'ayant pas pu me procurer le mémoire dans lequel ARAN relate ses essais de la vératrine dans le traitement de la fièvre typhoïde, je ne puis que rapporter ici le jugement porté par MM. TROUSSEAU et PIDOUX :

Traité de thérapeutique et de matière médicale, 9° édition, par MM. TROUSSEAU et PIDOUX; avec la collaboration de M. C. PAUL, t. II, p. 1176 :

Enfin, poursuivant le cours de ses expérimentations, Aran n'a pas craint d'appliquer la vératrine au traitement de la fièvre typhoïde. Mais ici, il faut bien le dire, cette extension donnée à cette médication n'avait plus rien qui pût la légitimer suffisamment. Comment espérer, en effet, que cette affection, qui, dans son fond et sa nature, est essentiellement asthénique, bien qu'elle puisse revêtir accidentellement et transitoirement la forme inflammatoire, comment espérer, disions-nous, qu'elle dût s'accommoder généralement d'un agent toxique qui a pour effet immédiat et constant de déprimer profondément les forces vitales, et qui de plus a l'inconvénient grave d'agir comme irritant direct du tube digestif? A ce double titre, nous ne craignons pas de dire qu'*à priori* la vératrine nous semble formellement contre-indiquée dans la fièvre typhoïde. Ajoutons d'ailleurs que les résultats obtenus concordent parfaitement avec cette manière de voir toute théorique, et nous croyons que, tels qu'ils sont, ces résultats n'encourageront personne à poursuivre des essais dans cette direction.

Malgré l'autorité imposante des auteurs que je viens de citer, je ne saurais me refuser à reconnaître le caractère d'une médication des plus rationnelles au traitement de la fièvre typhoïde par la vératrine. Un agent physiologique, doué, selon ces éminents thérapeutistes [1], « *de la propriété de ralentir le pouls et d'abaisser la chaleur animale* », ne peut, si cette propriété est bien réelle, que se montrer utile dans une affection morbide où la tension vasculaire est si faible et l'hyperthermie si prononcée et si durable.

Toutefois il est une raison de thérapeutique générale pour laquelle des essais pareils à ceux dont il est question en ce moment doivent être sinon absolument rejetés, du moins admis avec réserve et à titre tout à fait exceptionnel. Cette raison est facile à comprendre : elle consiste en ce qu'on ne doit pas, à moins d'y être contraint par la pénurie des moyens thérapeutiques, on ne doit pas employer un agent dangereux par lui-même et dès lors difficile à manier, dans une affection caractérisée d'ordinaire par des symptômes graves ou du moins exposant à l'invasion soudaine de quelques-uns de ces symptômes.

Outre que cette règle se rattache à un sentiment d'humanité dont ne doit jamais se départir le médecin qui se trouve journellement aux prises avec les difficultés de la pratique, elle répond encore, pour ainsi dire, à une nécessité scientifique de premier ordre. Dans tout problème à résoudre, en effet, où une donnée obscure ne peut s'éclairer que par une donnée évidente ou précédemment démontrée, on doit éviter avec grand soin, sous peine d'arriver à une solution incertaine et infidèle, on doit éviter, dis-je, autant que possible, d'avoir à comparer entre eux deux ou plusieurs termes difficiles ou incomplètement élucidés. Dans tout problème thérapeutique en particulier, on doit s'y prendre de façon à ne pouvoir pas imputer au médicament ce qui appartient à l'affection morbide ou *vice versa*.

Or, si des accidents graves viennent à se développer soudainement durant le cours d'un traitement, on peut affirmer en toute certitude que ces accidents dépendent uniquement de l'affection morbide, dans le cas où une longue expérience a

1. *Loc. cit.*, t. II, p. 1170.

démontré l'innocuité parfaite de l'agent thérapeutique employé. Pourrait-on avoir la même assurance, si ce dernier peut produire et produit parfois des troubles d'une certaine gravité? Telle est la raison pour laquelle le sulfate de quinine est si merveilleusement approprié au traitement de l'impaludisme pernicieux à l'exclusion de l'arsenic, dont l'action fébrifuge est cependant des plus puissantes, mais qui pourrait à un moment donné développer des accidents algides ou autres qu'on pourrait attribuer à un changement subit d'allures de ce terrible protée pathologique.

Voici, pour ma part, la règle de conduite que j'ai cru devoir m'imposer dans les diverses circonstances où l'intérêt du malade m'a contraint à renoncer à l'emploi des moyens incertains ou illusoires. et m'a semblé comporter la nécessité de recourir à de nouvelles combinaisons thérapeutiques. Pour mieux la graver dans l'esprit, je crois pouvoir l'indiquer sous une forme concise dans les quelques propositions suivantes :

A maladie obscure, il faut médicament connu;

A remède nouveau, il faut maladie bien claire;

A maladie grave, mais curable, on ne doit, autant que possible, opposer qu'un agent inoffensif;

A maladie incurable, on peut opposer tout ce qu'on veut, en suivant une voie rationnelle cependant et en ne s'écartant jamais de la prudence.

20. — *Traité thérapeutique du quinquina et de ses préparations*, par P. BRIQUET. Paris, 1855, p. 444:

Sans croire aux propriétés dites antiseptiques du quinquina, comme il existe dans la forme de variole avec pétéchies, hémorrhagies et disposition à la gangrène de la peau, un trouble très prononcé du système nerveux, on comprend l'utilité que peuvent avoir dans ces cas les sels de quinine administrés à doses élevées.

21. — *Du froid en thérapeutique*, par le Dr F. LABADIE-LAGRAVE. Paris, 1878, p. 139 :

Liebermeister, Cohn et d'autres médecins allemands affirment aussi avoir obtenu de bons résultats avec la médication réfrigérante dans le traitement de la *rougeole*.

Page 139 et suivantes :

Currie (de Liverpool) employa plusieurs fois les affusions froides dans la *scarlatine*. Il traita de la sorte ses deux fils et, de 1800 à 1804, plus de 150 malades. . . . .

. . . .

Notre illustre et regretté maître Trousseau se servait des affusions froides pour combattre les accidents nerveux graves et les symptômes ataxiques alarmants de la scarlatine. Nous l'avons vu quelquefois, dans son service, pratiquer avec succès ces moyens hydrothérapiques, dont sa parole éloquente a si admirablement tracé les indications, les difficultés, ainsi que les heureux effets.

Page 152 :

En résumé, l'eau froide dans les *varioles* cohérentes, confluentes et hémorrhagiques, n'agit pas à titre de médication réfrigérante : elle n'est douée que d'une *action sédative* sur le système nerveux au stade d'invasion et d'éruption, et à la période de maturation, elle peut agir favorablement en débarrassant la peau d'un certain nombre de produits de suppuration.

22. — 1° *Revue des Sciences médicales*, t. IX, 1877. — *Revue générale*, par C. ZUBER, p. 373 :

Schwimmer a employé l'acide salicylique dans les fièvres exanthématiques et surtout dans la variole, afin de vérifier s'il mérite bien le nom d'antiseptique interne . . . .

. . . . . Résultats médiocres : sur 75 cas de variole, il obtient 54 guérisons, ce qui constitue une mortalité de 28 0/0.

2° *Revue des Sciences médicales*, t. XIV, 1879. — *L'acide alicylique et les salicylates*. — *Revue générale*, par E. RICKLIN, p. 750 :

C'est comme antipyrétique et antizymotique que le salicylate de soude ou l'acide salicylique a été essayé dans les fièvres éruptives. Un médecin américain, Basker, a même préconisé l'acide salicylique comme prophylactique de la scarlatine.

23. — *Bulletin de l'Académie de médecine*, t. XXXV, 1870, par M. CHAUFFARD, p. 725 :

Moi-même, depuis un an, je me sers d'une manière constante de cet agent (l'acide phénique) dans le traitement de la variole confluente. Contrairement à ce que l'on croyait jusqu'ici, je me suis assuré qu'on pouvait en user à de très fortes doses sans aucun inconvénient. Je ne me suis pas borné, en effet, à en donner *deux* ou *trois* centigrammes, comme on le faisait, mais j'ai prescrit *un* gramme et *demi* et même *deux* grammes d'acide phénique cristallisé dissous dans de l'eau. J'ai continué ce traitement pendant des huit et dix jours. . . . .

. . . . . J'ajouterai même que, sans être en aucune façon une panacée contre la variole et sans être infaillible, il a donné d'assez bons résultats. Mais ce qui m'a semblé le plus curieux dans l'emploi de l'acide phénique, c'est que *même pris uniquement à l'intérieur*, il fait entièrement disparaître cette odeur nauséabonde spéciale que répandent les malades atteints de variole grave.

24. — 1° M. Marrotte se loue beaucoup de l'emploi du sulfate de quinine dans l'érysipèle (*Gaz. Hebd.*, 1874, p. 256);

2° Mon ami et ancien collègue d'internat, M. Bosia (de Passy), emploie depuis longtemps cette médication avec succès (*communication orale*);

3° De mon côté, je l'ai employé avec de grands avantages dans plusieurs cas d'érysipèle de la face et des membres.

25. — *Revue des Sciences médicales*, t. VI, 1875, p. 243 : Voir la note 15.

26. — *Revue des Sciences médicales*, t. XIII, 1879. — *Sur la jugulation de l'érysipèle par les injections phéniquées*, par Hueter, p. 475 :

Hueter se loue beaucoup de l'emploi des injections phéniquées, qui, pratiquées à temps sous la peau, avant que la rougeur ait atteint les dimensions des deux mains, réussissent à couper l'érysipèle. Il règle le dosage de ces injections de la façon suivante : pour un érysipèle grand comme la moitié d'une carte à jouer, injection de 1 gramme d'une solution phéniquée à 3 0/0 additionnée de 3 0/0 d'alcool. Jusqu'ici il n'a jamais dépassé la dose de 12 grammes.

Voir, pour plus de détails, l'analyse des travaux de Hueter et de Bæckel dans *Revue des sciences médicales*, t. VI, 1875, p. 320.

27. — 1° *Revue des Sciences médicales*, t. VII, 1876. — *Note sur l'emploi du bromure de potassium*, par Peyraud, de Libourne, p. 115 :

L'auteur attribue au bromure de potassium des propriétés hémo-statiques telles, qu'il conseille aux femmes de suspendre l'emploi du médicament pendant leurs règles, afin de ne pas déterminer des difficultés plus ou moins accentuées dans la menstruation. Le bromure de potassium peut être employé avec succès contre les hémorrhagies et les métrorrhagies.

L'auteur l'a même employé sous forme de pommade (4 grammes pour 30) dans l'érysipèle de la face. Appliqué sur les parties atteintes d'érysipèle, il parvient à en arrêter l'extension. (H. HUCHARD.)

2° *Union médicale*, 3° série, t. XXV, 1878. —*Revue de thérapeutique chirurgicale*, par M. le Dʳ GILLETTE, p. 345 :

Il (M. Peyraud, de Chicago) s'en est servi (du bromure de potassium) . . . comme *hémostatique* dans l'épistaxis (solution de 1 pour 15) et à l'intérieur comme agent hémostatique général, dans un grand nombre de cas d'hémoptysies et de métrorrhagies, là où avaient même échoué l'ergot, le perchlorure de fer et la ratanhia. Ce sont là des expériences que nous n'avons pas encore faites en France, et sur la valeur desquelles nous ne pouvons encore nous prononcer.

28. — *Dictionnaire encyclopédique des Sciences médicales* de DECHAMBRE, article *Créosote* (*Emploi médical*), par M. ERNEST LABBÉE, p. 106 :

Les dermatoses justiciables des applications de goudron ont été souvent traitées par la créosote. C'est ainsi qu'on a prescrit des lotions ou des pommades créosotées dans certaines affections squameuses, le *psoriasis*, l'*eczéma sec* de nature dartreuse (dartres furfuracées); contre les *dermites simples*, l'*eczéma humide*, l'*impétigo*, le *prurigo*.

Martin-Solon (1836) conseillait contre les dartres furfuracées la pommade suivante :

Axonge.	30 gram.
Créosote	5 à 7 gouttes.

Elliotson (1838) recommandait, dans le cas d'eczéma humide ou d'impétigo, de simples lotions avec de l'eau créosotée : 1 goutte pour 2, 3, 4, 5 ou 6 onces d'eau.

Dans plusieurs cas de *prurigo invétéré*, Max Simon a obtenu des succès remarquables des onctions avec la pommade suivante :

Axonge.	30 grammes.
Créosote.	1 gramme.

Pour combattre les *engelures*, qui ne sont autre chose qu'une dermite *à frigore*, Devergie préconise la formule suivante, excellente d'après lui :

> Axonge . . . .   30 grammes.
> Sous-acétate de plomb liquide. .   12 gouttes.
> Extrait thébaïque . . . .   0,20 centig.
> Créosote. . . . .   10 gouttes.

Elle me semble s'adapter à tous les cas d'engelures, ulcérées ou simplement érythémateuses.

Des engelures je puis rapprocher l'*érysipèle*, autre cutite, parfois traité par les applications créosotées.

Le Dʳ Fahnestock, de Pittsburg, est grand partisan de cette méthode. Qu'il s'agisse d'érysipèle simple ou phlegmoneux, il badigeonne de créosote pure toutes les surfaces malades, dépassant un peu les limites du mal, ou bien les recouvre de compresses imbibées d'eau créosotée, et voit la maladie avorter ou se résoudre ; simultanément, il prescrit les évacuants, de sorte qu'il est difficile de faire la part exacte des deux médications. Cependant elle est assez large pour la créosote, si l'on en juge par l'observation du Dʳ Delarue, de Bergerac, où nous voyons un érysipèle guéri en six jours exclusivement par l'emploi d'une pommade créosotée et de boissons fraîches. On étendait toutes les deux heures, sur les parties affectées, la pommade dont voici la composition :

> Axonge . . . .   60 grammes.
> Créosote . . . .   8 grammes.

Enfin, parmi les dermatoses que la créosote a modifiées avantageusement, je citerai, d'après Brown, le *lupus ;* bonne application suivant moi ; et d'après Coster, la *lèpre* léontine, traitement purement palliatif des manifestations cutanées de cette redoutable maladie.

29. — *Dictionnaire encyclopédique des Sciences médicales* de DECHAMBRE, article *Colchique (d'automne)*, par M. DELIOUX DE SAVIGNAC, p. 745 :

Le colchique a été employé dans plusieurs maladies de la peau. Bullock dit avoir guéri cinq *érysipèles* en administrant la poudre (*Journ. des conn. méd. chir.*, 1835). Elliotson a obtenu, en trois semaines, la guérison d'un *prurigo* invétéré chez un vieillard, en lui donnant 2 grammes de vin de colchique trois fois par jour (*Arch.*

gén. de méd., 1828, t. XVI). On a conseillé aussi le colchique contre l'*urticaire*. Au lieu de supposer dans ces cas une révulsion sur les intestins, il paraît plus logique d'attribuer son utilité à l'action anesthésique de la colchicine sur la peau.

30. — BRIQUET, *loc. cit.* p. 469 :

Le sulfate de quinine, à la dose de 1 à 3 et 4 grammes, modifie puissamment les phénomènes, la marche et la durée du rhumatisme articulaire aigu.

Il agit comme un calmant très actif, et provoque de très bonne heure un sommeil réparateur.

Et page 475 :

. . . . . Je puis avancer que sur 39 malades dont j'ai pris l'observation, 22 sont sortis complètement guéris, en un temps qui a varié de quinze jours à deux mois et demi; 8 ont été notablement améliorés et 9 n'ont obtenu qu'une très faible amélioration. Parmi ces malades, il y en a eu plusieurs chez lesquels les rhumatismes, qui duraient depuis plus d'une année, cessèrent rapidement.

31. — *Traitement du rhumatisme noueux par les bains arsenicaux*, par M. N. GUENEAU DE MUSSY. *Gaz. des Hôp.* 1861, p. 374 :

M. le Dr Gueneau de Mussy s'est livré depuis deux ans à l'étude d'une médication dont les résultats lui ont paru assez satisfaisants pour le déterminer à les faire connaître à ses confrères; elle consiste dans l'usage des bains arsenicaux.

32. — LABADIE-LAGRAVE. — *Loc. cit.*, p. 153 :

C'est à Stakler et à Suret que revient l'honneur d'avoir, en 1864, formulé en propositions nettes et précises les divers procédés hydrothérapiques applicables au traitement du rhumatisme articulaire aigu . . . .
. . . . . . Cette méthode est appliquée depuis longtemps déjà par M. le professeur Gubler, à l'hôpital Beaujon. Elle constitue, suivant lui, le fond du traitement des rhumatisants, dont il enveloppe de compresses imbibées d'eau froide les articulations atteintes. . .
. . . . . . Nous ne saurions trop recommander l'emploi de cette méthode, dont nous avons eu souvent l'occasion de constater les heureux effets.

33. — Peu de temps après la publication de mon travail sur les propriétés thérapeutiques du seigle ergoté, travail dans lequel je cherchais à établir, par induction, que le seigle ergoté pourrait être prescrit avec avantage dans le traitement du rhumatisme articulaire aigu (p. 42), M. Gillette a publié, dans le *Journal des connaissances médicales*, en 1873, 14 observations qui avaient été recueillies par son père. Quoique ces observations ne soient suivies d'aucun commentaire, on y trouve la preuve que l'ergot de seigle produit un soulagement marqué dans le rhumatisme articulaire aigu. Gillette père, instituant cette médication, n'avait aucune idée théorique à faire prévaloir, et il nous apprend lui-même que ce médicament avait été administré par erreur une première fois à l'un de ses malades. Le seul fait d'avoir recueilli 14 observations suffirait, d'ailleurs, à prouver que dans l'esprit de ce médecin distingué, la médication en question ne devait pas être entièrement dénuée de valeur.

34. — *Revue des Sciences médicales*, t. IX, 1877. — *Revue générale*, par M. C. Zuber, p. 371 :

C'est dans le traitement du rhumatisme articulaire aigu que l'acide salicylique a été le plus fréquemment employé et qu'il a obtenu les plus grands succès.

Voici d'abord les merveilleux résultats publiés par Stricker (à la clinique de Traube). . . . .

. . . . . Quelle que soit l'opinion que l'on ait sur l'action du médicament, il est certain que ces résultats sont extrêmement remarquables, et l'on comprend l'enthousiasme des auteurs pour le nouvel agent.

2° *Bulletin de l'Académie de médecine*, t. VI, 2ᵉ série. *Études sur l'acide salicylique et les salicylates; traitement du rhumatisme aigu et chronique, de la goutte et de différentes affections du système nerveux sensitif par les salicylates*, par Germain Sée, p. 731 :

Or, en lui comparant le salicylate de soude (dans le traitement du rhumatisme) je constate que si le sulfate de quinine diminue les douleurs comme le salicylate, il le fait lentement et au prix d'une véritable intoxication. Il abaisse davantage et plus sûrement la température et le pouls; mais son action, qui est surtout artificielle, ne saurait se comparer à l'effet prompt, décisif et inoffensif du salicylate.

35. — *Revue des Sciences médicales*, t. VII, 1876. — *De l'emploi local des injections sous-cutanées d'acide phénique dans le rhumatisme polyarticulaire*, par Senator (de Berlin), p. 114 :

Sur quelques malades de sa clientèle particulière, et sur un grand nombre de rhumatisants de son service à l'hôpital Augusta, Sénator a pratiqué les injections d'acide phénique recommandées par Kunze.

Commençant par des solutions aqueuses au centième, il est arrivé à injecter sous la peau de l'articulation atteinte, une seringue contenant une solution à 2 ou 3 0/0.

Jamais ces injections n'ont offert le moindre inconvénient, et si elles n'ont empêché ni les complications ni les rechutes, elles ont très souvent du moins produit une rémission des douleurs et des autres symptômes locaux . . . .

. . . . . L'action anesthésiante qu'on ne saurait leur dénier est remarquable d'intensité et se prolonge pendant 5 ou 6 heures.

36. — *Gazette hebdomadaire de médecine et de chirurgie*, 1875. — *Troubles de la sensibilité dans le rhumatisme articulaire, et emploi de l'électricité dans cette maladie*, par le Dr Drosdoff (clinique du professeur Botkin), p. 395 :

Les douleurs spontanées si vives du rhumatisme articulaire aigu sont améliorées à ce point par l'électricité, que des articulations absolument immobiles peuvent, après une courte séance, exécuter facilement des mouvements assez étendus. Ces deux derniers effets de la faradisation, abaissement de la température, diminution de la douleur, durent pendant trois ou quatre ou même cinq heures, après quoi les choses reviennent peu à peu à l'état antérieur.

Sous l'influence de ce traitement, le rhumatisme marche évidemment plus vite et incommode moins les malades, mais la tendance aux récidives n'est en rien diminuée. Cependant les périodes de la maladie deviennent plus courtes et moins intenses. Une faradisation journalière, pratiquée pendant cinq à dix minutes, diminue la violence du rhumatisme articulaire aigu, ramène la sensibilité de la peau détruite par cette affection, et produit un abaissement de la température dans les parties affectées. Quelques-uns des malades soumis à l'électricité n'ont suivi aucun autre traitement et n'ont pas pour cela guéri moins vite que les autres.

37. — Sans pouvoir porter un jugement personnel sur la valeur de la vératrine dans le traitement du rhumatisme articulaire aigu, je crois devoir signaler ici la méthode suivie par M. Piédagnel, comme un modèle de conduite thérapeutique :

1° *Traité de thérapeutique et de matière médicale*, par MM. TROUS-SEAU et PIDOUX, 9° édition, par M. G. PAUL, Paris, 1877, t. II, p. 1174 :

La vératrine était restée d'un usage très restreint, même dans la thérapeutique externe, lorsque Piédagnel, guidé sans doute par la vieille réputation du colchique dans les affections goutteuses et rhumatismales, eut l'idée d'essayer la vératrine dans le traitement du · rhumatisme articulaire aigu.

Voici la méthode suivie par ce médecin dans l'administration de ce médicament. Il faisait préparer un certain nombre de pilules contenant chacune 5 milligrammes de vératrine. Il en faisait prendre 1 le premier jour, 2 le second jour, et il augmentait ainsi d'une pilule chaque jour jusqu'à ce qu'on fût arrivé à en prendre 6 ou, rarement, 7. Lorsque les symptômes généraux et locaux présentaient un amendement très notable, ce qui arrive ordinairement au quatrième, au cinquième, sixième jour du traitement, on n'augmentait pas la dose, mais on restait à celle de la veille. Si, par exemple, le malade était à 4 ou 5 pilules lorsque l'amélioration s'était déclarée, on restait un jour ou deux à cette dose, puis on diminuait graduellement à mesure que les accidents décroissaient eux-mêmes; on revenait successivement à 4, à 3, à 2, à 1 pilule, pour cesser complètement lorsque, après quatre ou six jours d'attente, on voyait la guérison se maintenir solidement.

Et page 1175 :

L'effet le plus constant de ce médicament dans le rhumatisme franchement inflammatoire, c'est d'abattre ordinairement en quelques jours le mouvement fébrile et de diminuer souvent plus rapidement encore l'élément douleur . . . .

. . . . . En résumé, en supposant que la vératrine ne procurât pas plus de guérisons que tout autre moyen, elle nous paraît au moins avoir l'avantage d'atténuer la fièvre, de rendre la douleur supportable dès les premiers jours, sans avoir l'inconvénient d'affaiblir les malades à l'excès, de les jeter dans l'anémie et d'allonger par suite outre mesure la convalescence.

2° Article *Colchique d'automne* dans *Dictionnaire encyclopédique des Sciences médicales*, par DELIOUX DE SAVIGNAC, t. XVIII (1re série), p. 759 :

Le colchique a été vanté contre le rhumatisme par William et Haden, H. Bart, Krichow, Chelius, Wigan, Wedie, Leach, Bushell, Chailly, Godard, Maclagan. Cependant son influence curative y a généralement paru moins manifeste que dans la goutte, et, pour l'obtenir, plusieurs de ses partisans ont cru nécessaire de déterminer une action très marquée sur les organes digestifs. . . . . . .

. . . . . Monneret a traité une vingtaine de rhumatisants par la teinture de bulbe de colchique à hautes doses, depuis 4 jusqu'à 16 grammes en vingt-quatre heures. Chez tous les sujets, les effets favorables ont coïncidé avec les effets physiologiques du côté du tube digestif, surtout avec une diarrhée plus ou moins abondante; chez quelques-uns, où l'action du colchique a été salutaire et rapide, il a agi comme un véritable drastique; mais chez aucun son emploi n'a été suivi de guérison évidente et durable. . . . .

. . . . . Les résultats des expériences cliniques de cette observation sévère ont porté un rude coup à la réputation antirhumatismale du colchique d'automne.

Il ne faudrait pas cependant le déprécier outre mesure ; il est certainement encore moins le spécifique du rhumatisme que celui de la goutte, mais il peut cependant être utile dans l'un comme dans l'autre.

38. — BRIQUET, *loc. cit,*, p. 471 :

La méningite, l'encéphalite et les névroses du cerveau repoussent absolument l'emploi du sulfate de quinine, attendu qu'avec ces complications, les sels de quinine deviennent seulement des excitants de l'encéphale et n'ont pas le temps de déployer leurs propriétés calmantes.

39. — LABADIE-LAGRAVE, *loc. cit.*, p. 154 :

Les observations de MM. Maurice Raynaud, Blachez, Féréol, Colrat (de Lyon), Vallin, Masson et Langlebert sont venues confirmer d'une façon éclatante les brillants résultats obtenus par les médecins anglais, et l'on ne peut, comme le faisait remarquer, il y a trois ans à peine, notre collègue et ami Du Castel, se défendre d'un certain enthousiasme, à la lecture de ces faits dans lesquels on voit la guérison survenir presque constamment et avec une extrême rapidité dans une maladie réputée ordinairement mortelle (le rhumatisme cérébral).

Page 162 :

Dans les cas de rhumatisme cérébral, le bain froid est un bon moyen, un moyen énergique, héroïque même, dont on ne saurait récuser les bons effets.

40. — Briquet, *loc. cit.*, p. 447 :

Il est donc constant qu'à l'aide de doses assez élevées de quinine on peut diminuer les accidents de la goutte et même arrêter les attaques violentes de cette maladie.

Et page 418 :

Aussi, tout en faisant connaître sa puissance médicamenteuse dont la médecine peut disposer, et qu'elle peut employer dans certains cas donnés, je regarde l'emploi du quinquina contre la goutte comme dangereux et comme ne devant pas être conseillé à titre de médication générale.

41. — J'ai eu occasion de donner le seigle ergoté à deux goutteux. Dans l'un des cas, j'avais dirigé le traitement non contre la goutte, mais pour combattre une toux opiniâtre tenant à une légère congestion bronchique habituelle. Quoique la dose ait été très faible (0,30 centigrammes par jour en deux fois), la toux a subi une amélioration très notable. Mais la médication a été continuée pendant plusieurs semaines et reprise souvent après de courtes interruptions. Or le malade m'a signalé lui-même un amendement marqué des symptômes de goutte qu'il éprouvait auparavant. Non seulement les douleurs articulaires lui paraissaient moindres au moment des crises, mais celles-ci étaient devenues moins fréquentes, et l'état des voies digestives était beaucoup plus satisfaisant.

Le second cas est beaucoup moins probant, en ce sens que je n'ai commencé à appliquer la médication en question que vers la fin d'un très long et très douloureux accès de goutte. Je n'avais plus affaire qu'à cet état languissant, qui succède d'ordinaire à ces longues crises de goutte chronique ; quant aux douleurs articulaires, elles étaient très faibles et résultaient plutôt de la raideur articulaire causée par une immobilité prolongée que de la goutte elle-même. J'ai donné pendant un mois environ 0,25 centigrammes matin et soir de seigle ergoté, et la convalescence a marché à grands pas, dès les premiers jours où cette médication a été instituée.

Y a-t-il eu simple coïncidence? Je ne le crois pas. Quoi qu'il en soit, l'administration de cet agent n'a pas empêché le retour rapide des forces de se produire.

42. — 1° *Revue des Sciences médicales. Revue générale,* par C. ZUBER, t. IX, 1877, p. 373 :

Avant de terminer ce qui a rapport au rhumatisme, je signalerai encore l'effet des préparations salicylées contre la *goutte.*

On sait combien l'accès de goutte est difficile à calmer. Kunze prétend qu'avec le salicylate de soude (4 gr. en une fois) on fait disparaître sûrement les douleurs en 2 à 3 heures.

2° *Bulletin de l'Académie de médecine.* — *Goutte aiguë et chronique,* par M. G. SÉE, t. VI, 2ᵉ série, p. 737 :

Les propriétés analgésiantes du salicylate de soude dans les affections rhumatismales m'ont suggéré la pensée d'appliquer cette méthode de traitement à cette maladie si complexe qu'on appelle la goutte; on n'avait pas songé à utiliser ce remède en pareille circonstance, lorsqu'il y a cinq mois j'instituai mes premiers essais, et l'observation clinique ne tarda pas à justifier complètement mes prévisions thérapeutiques. Je constatai, en effet, non seulement la disparition presque immédiate des douleurs, mais encore la prompte cessation des fluxions articulaires; les accès de goutte aiguë étaient surmontés en quarante-huit heures.

Mais il y a plus. Étendant le domaine de cette médication à la goutte chronique, je ne fus pas peu surpris d'obtenir la résolution des engorgements articulaires les plus anciens, la diminution, parfois même la disparition presque complète des *tophi* et le retour des mouvements dans les articulations qui, depuis des mois et des années, avaient subi les atteintes de la goutte, jusqu'à la formation de fausses ankyloses.

43. — *Traité de thérapeutique et de matière médicale,* par MM. TROUSSEAU et PIDOUX, avec la collaboration de CONSTANTIN PAUL, 9ᵉ édition, t. II, p. 1095 :

Il n'est pas rare de voir ces malades qui, à la suite d'attaques de goutte imprudemment traitées par les pilules de Lartigue, le sirop de Boubée, l'eau de Vichy trop longtemps continuée, les purgatifs drastiques, finissent par tomber dans une cachexie déplorable, accompagnée d'oppression habituelle, d'infiltration des extrémités

inférieures, d'obscurcissement de la vue, etc., etc. Cet état si grave
et si ordinairement irrémédiable peut pourtant être utilement traité
par l'infusion de digitale, successivement portée au point de causer
de légers vertiges, et continuée pendant plusieurs mois, en même
temps que tous les trois ou six jours le malade prend 8 grammes de
bon quinquina colysaya délayé dans de l'infusion de café.

44. — *Bulletins et mémoire de la Société de thérapeutique.*
Séance du 25 mai 1881. *Atrophies goutteuses et leur traitement,*
par M. Bouloumié, p. 120.

Quoique les faits signalés par M. Bouloumié ne se rapportent
pas à la goutte elle-même, je crois devoir les mentionner,
parce qu'ils démontrent que le système musculaire peut être
atteint consécutivement dans cette affection. Il n'y aurait pas
lieu d'être surpris dès lors que les autres agents de la série
excito-motrice pussent se montrer plus ou moins utiles dans
cette atrophie musculaire particulière.

Étant par ma situation, dit M. Bouloumié, appelé à soigner beaucoup de goutteux, j'ai eu souvent l'occasion de constater qu'un certain nombre d'entre eux, après un ou plusieurs accès de goutte,
continuaient à éprouver dans la marche une difficulté plus ou moins
grande, bien qu'aucune déformation apparente, qu'aucune sensibilité exagérée n'existassent du côté des pieds, et bien que tous les
mouvements fussent, lors de l'examen, faciles et indolores. J'ai alors
examiné l'état des muscles et seulement par la vue et le toucher
dans certains cas, par l'application de courants galvaniques et fara-
diques dans d'autres, j'ai constaté que cette gêne dans la marche
contre laquelle les moyens ordinaires étaient restés sans résultat,
était due à une *atrophie* plus ou moins marquée de certains muscles,
de certains groupes musculaires. J'ai depuis cherché l'atrophie en
pareilles circonstances et je l'ai souvent constatée.

J'ai prié plusieurs de mes confrères, s'occupant plus spécialement
d'électrothérapie, de vouloir bien examiner et soigner plusieurs de
ces malades, et j'ai pu constater chez l'un de ces goutteux particulièrement, qui est en traitement depuis trois mois, une amélioration
très manifeste sous l'influence d'applications quotidiennes de courants continus (une séance de dix, douze et quinze minutes le matin), courants de moyenne intensité. Le traitement, dirigé par le
Dr Fouquez, est appliqué par le malade lui-même.

45. — *Dictionnaire encyclopédique des Sciences médicales,*
t. XVIII (1ʳᵉ série). — Article *Colchique d'automne,* par DE-
LIOUX DE SAVIGNAC, p. 757 :

Garrod attribue également au colchique une grande puissance
sur les plus vives douleurs de la goutte, mais il ne limite pas à ses
effets sédatifs son efficacité ; il lui reconnaît une action non moins
favorable sur l'inflammation goutteuse qu'il amènerait à une prompte
résolution. Modificateur rapide de l'état aigu, le colchique agit encore sur l'état chronique et se montrerait même utile dans les
formes larvées et irrégulières de la goutte. En un mot, pour Garrod,
le colchique est le spécifique de la goutte comme le quinquina est
celui de la fièvre intermittente ; il n'agit pas comme agent pertur-
bateur, comme drastique, car son action curative s'obtient sans
évacuations intestinales ; cette action ne s'expliquerait pas non plus
par des éliminations rénales, puisque Garrod les a contestées. Ce
seraient donc, à ce compte, les propriétés sédatives et résolutives du
colchique qui interviendraient particulièrement . . . .
. . . . . Voici maintenant comment il règle l'administration
de ce médicament dans la goutte :

Dans la goutte aiguë, il commence par donner une dose assez
forte, en une seule fois, de vin de colchique, soit 2 à 4 grammes ;
puis il continue par des doses plus faibles, 50 à 60 centigrammes,
deux ou trois fois dans les vingt-quatre heures ; il étend ce vin dans
une potion. Il emploie aussi l'extrait acétique du bulbe. Ce sont
les deux préparations qu'il préfère. Dans la goutte chronique, il ne
prescrit le colchique que lors des exacerbations. Il pense enfin que,
donné dans l'intervalle des accès de goutte, il peut en empêcher la
reproduction.

46. — La sédation si marquée que produit l'ergot de seigle
sur la toux des phthisiques peu avancés, m'a donné l'idée
d'employer ce médicament dans le traitement de la bronchite
aiguë simple. Je n'ai eu recours à ce moyen que dans un petit
nombre de cas (huit ou dix environ) ; mais les résultats que
j'ai obtenus sont trop remarquables, pour que je ne croie
pas devoir les mentionner. Dans tous ces cas, j'ai obtenu en
très peu de jours une diminution des plus notables de la toux,
ainsi que des phénomènes stéthoscopiques. Je signalerai le
cas suivant comme un des plus frappants :

Le 26 novembre dernier (1880), je suis appelé par un de mes clients et amis, conseiller des plus distingués de notre Cour, lequel m'apprend avoir été pris depuis quelques jours d'une toux sèche, et revenant par quintes prolongées, s'accompagnant d'un mouvement fébrile assez marqué vers le soir et redoublant au moindre exercice de la parole. Je l'avais soigné à diverses reprises pour des bronchites sans gravité, mais tenaces, pour lesquelles j'avais eu recours principalement aux révulsifs, aux opiacés et aux expectorants. Je dois ajouter que ces bronchites répétées ne m'avaient jamais inspiré la moindre préoccupation pour l'avenir, l'auscultation et la percussion m'ayant toujours révélé l'intégrité parfaite des deux sommets pulmonaires.

Le malade lui-même ne se serait guère inquiété de cette nouvelle inflammation bronchique, sans une circonstance qui pouvait être tout à fait décisive dans sa carrière de magistrat, et où il lui importait extrêmement de pouvoir jouir de toute la plénitude de ses forces et de ses facultés. Il devait présider les assises le 6 décembre suivant, et appréhendait très vivement de ne pouvoir pas suffire à la tâche si lourde qui allait lui incomber. Car non seulement le rôle des affaires y était des plus chargés; mais, parmi ces dernières, s'en trouvait une des plus délicates et des plus difficiles, laquelle était destinée à devenir célèbre et allait exiger, pour être traitée à fond, des débats fatigants et devant se prolonger durant plus d'une semaine. Or il était fort anxieux de savoir si ses forces physiques lui permettraient non seulement de se livrer à une attention soutenue et à une grande fatigue physique, mais encore de supporter un long exercice de la parole pendant des heures entières. Il se trouvait placé entre une double alternative également fâcheuse pour lui : ou d'entreprendre une tâche que ses forces pouvaient l'empêcher de mener à bonne fin, ou de faire renvoyer les assises à une autre session, vu l'impossibilité où se trouverait un autre président de prendre, à si court délai, une connaissance suffisamment approfondie de toutes ces affaires. A quelque parti qu'il s'arrêtât, son avenir de magistrat pouvait se trouver fortement engagé; car d'un côté comme de l'autre, quoiqu'il n'eût plus à faire ses preuves, il s'exposait à être taxé d'incapacité ou de mauvais vouloir.

Or, en me faisant en quelques mots l'exposé de sa situation, il est pris sous mes yeux de quintes de toux longues et pénibles, et il m'apprend avec un véritable sentiment de tristesse *qu'il n'a jamais eu une bronchite qui eût duré moins de six semaines.* Il me demande en conséquence de vouloir lui dire s'il existe pour lui un moyen même violent, de se débarrasser de son mal dans le court délai qui le sépare de l'ouverture de la session, et dans le cas où il n'en existerait aucun, de vouloir l'éclairer au plus tôt.

Avec la connaissance que j'avais de ses antécédents et de la lourde tâche que j'allais lui imposer, il m'a fallu toute la confiance que peut seul donner l'usage d'un moyen thérapeutique longuement éprouvé, pour oser lui proposer l'administration d'un traitement nouveau, avec tant de hâte et dans des conditions aussi peu favorables. Je n'ai pas hésité cependant à lui prescrire 0,50 centigrammes de seigle ergoté, par jour ; à prendre la moitié immédiatement avant le déjeuner et l'autre moitié avant le dîner. Mais, en voyant deux jours après, le 28 novembre, que ce traitement n'avait produit aucun amendement marqué, tant du côté de la toux que des râles sibilants et ronflants que l'auscultation révélait toujours au même degré, j'ai demandé au malade, avant de me prononcer, qu'il voulût bien prolonger l'essai pendant deux autres jours, et j'ai prescrit 1 gramme par jour en quatre doses suffisamment espacées dans le courant de la journée. Or, dès le lendemain matin, 29, je constate une amélioration des plus sensibles, et le malade m'apprend avec satisfaction qu'il a dormi toute la nuit et qu'il n'a pas toussé une seule fois jusqu'au matin.

J'ai fait continuer le même traitement, chacune des journées suivantes, et la toux a complètement disparu, au bout de trois jours. Loin d'interrompre la médication cependant, j'ai porté la dose quotidienne à 1 gramme 50, à partir du 6 décembre, jour de l'ouverture des assises. Or, durant quinze

6

jours qu'elles ont duré, notre malade a pris, chaque jour, la même dose et il a pu, sans éprouver la moindre quinte de toux, soutenir les fatigues de ces longs et difficiles débats, où il a déployé un talent merveilleux et montré, suivant des avis compétents, les fortes et rares qualités d'un magistrat de premier ordre. J'ai assisté, de temps en temps, à ces débats vers lesquels, l'intérêt que je portais au Président d'Assises m'attirait autant que celui de la cause elle-même, et pas une seule fois sa parole claire et distincte n'a été troublée par le plus léger accès de toux.

Je dois ajouter que, trois mois plus tard environ, notre malade a été repris d'une bronchite beaucoup plus sérieuse, affectant plus particulièrement les petites bronches : le mal s'était développé brusquement à la suite d'un violent refroidissement. Or cette fois c'est le malade lui-même qui a réclamé l'emploi du seigle ergoté dont il s'était déjà si bien trouvé. Mais j'ai dû en élever progressivement la dose jusqu'à 3 grammes par jour : la guérison s'est effectuée en 10 ou 12 jours, sans aucun autre traitement et l'ergot de seigle a été administré pendant longtemps à doses graduellement décroissantes.

Mais, pour compléter cette intéressante observation et en faire ressortir en même temps tout l'enseignement qu'elle nous offre, je dirai en quelques mots, au moment où l'impression de ce travail touche à la fin, qu'à un an d'intervalle environ, ce même magistrat n'a pas pu siéger jusqu'au bout dans une affaire des plus importantes qu'il avait à diriger comme président aux dernières assises de Mont-de-Marsan. Après six jours consécutifs d'audiences longues et fatigantes (du 7 au 12 novembre 1881), il a été pris d'une bronchopneumonie qui avait succédé à un coryza et à une bronchite des plus insignifiants en apparence. Cette fois, complètement livré à lui-même, il s'est administré huit cachets de $0^{gr},25$ chacun de seigle ergoté qu'il avait emportés par précaution et dont il a pris un cachet par jour, du 4 au 11 novembre inclusivement. Or c'est le 12 au soir, alors qu'il n'avait plus de cachets et qu'il n'a pas songé à les faire renouveler, c'est alors qu'il a été pris du frisson initial de la pneumonie et qu'il a fait appeler mon ancien collègue d'internat, M. Despaignet, lequel a immédiatement institué un traitement approprié. Je suis allé visiter notre malade avec mon excellent et distingué confrère, le 16 novembre, et j'ai constaté, comme ce dernier, tous les signes d'une broncho-pneumonie franche et sans complications, siégeant à la fosse sous-épineuse droite. Le mal n'a pas encore pu suivre son évolution complète, au moment où j'écris ces lignes (18 novembre); mais tout nous permet d'espérer une terminaison rapidement favorable. J'ai appris, en effet, de source certaine, à la date du 27 novembre que notre malade complètement rétabli se disposait à quitter Mont-de-Marsan au premier jour.

Il me paraît difficile qu'on puisse se refuser à voir dans cette différence d'évolution de deux affections morbides d'une nature si semblable chez le même sujet, une contre-épreuve des plus évidentes sur la grande valeur à attribuer au traitement en question dans la bronchite aiguë. Et ce qui rend encore ce contraste beaucoup plus instructif et doit mettre cette action thérapeutique à l'abri de toute contestation, c'est, d'une part, à la première atteinte, la violence du mal qui a été suivie cependant d'une prompte guérison, et, d'autre part, une année plus tard, l'insignifiance apparente des symptômes auxquels a succédé néanmoins l'invasion soudaine de la broncho-pneumonie en l'absence du traitement préventif qui avait si bien et si vite réussi une première fois.

Le fait que je viens de rapporter et quelques autres non moins significatifs dont j'ai été témoin, m'autorisent à regarder comme très probable, sinon certaine, l'efficacité de l'ergot de seigle, dans plusieurs de ces cas si nombreux où, sous l'influence de la fatigue ou des transitions brusques de température, etc., la voix vient à éprouver quelque altération subite chez les meilleurs chanteurs. Ce qui vient à l'appui de cette supposition, c'est que j'ai reçu un jour une lettre d'un des artistes d'une des principales scènes lyriques de Paris, auquel j'avais donné des soins l'année précédente pour une congestion pulmonaire qui l'avait obligé à passer un hiver dans notre ville. Il avait suivi longtemps la médication par le seigle ergoté, et, contre son attente, s'en était très bien trouvé. Or, dans cette lettre qui portait sur la suscription les mots : *très pressée,* il me demandait instamment de lui adresser sans retard une nouvelle ordonnance pareille à celle que je lui avais donnée à son départ de Pau et qu'il avait égarée. Et pour motiver un pareil empressement, il ajoutait qu'il avait un besoin urgent de son remède pour chanter et qu'il avait peur d'en manquer. La dose que j'avais prescrite était de 0 gr. 30 par jour en deux cachets Limousin ; à prendre un cachet, avant chacun des deux principaux repas.

47. — J'ai administré bien des fois dans la bronchite simple, tantôt le sirop phéniqué de Vial, dont les bons effets sont connus de tous les praticiens, et tantôt le sirop indiqué à la page 91 (note 53). Si j'ai adopté de préférence cette dernière formule, c'est uniquement dans le but de connaître le dosage exact du médicament que j'employais, condition qui m'a toujours paru conforme aux règles d'une bonne thérapeutique. Je dois dire que je n'ai pas observé de différence d'effet avec l'un ou l'autre de ces sirops; car j'avais toujours soin d'en proportionner les doses aux changements symptomatiques que j'observais chaque jour.

48. — J'ai obtenu, dans bien des cas, une diminution notable de ces congestions par l'emploi du sulfate de quinine. J'ai publié l'une des plus remarquables sous ce titre : *Congestions pulmonaires fréquentes, le plus souvent suivies d'hémoptysies. Efficacité rapide du sulfate de quinine, dans une de ces congestions. Développement ultérieur d'une tuberculose pulmonaire. Mort. (Recherches sur les propriétés thérapeutiques du seigle ergoté.* Paris, 1873, p. 121.) Mais, quoique très réelle, cette action thérapeutique de la quinine contre ces congestions prémonitoires de la phthisie pulmonaire n'est pas toujours des plus frappantes : elle ne devient évidente que par l'emploi soit de quelques doses ordinaires (0 p. 60 à 0 p. 75 par jour) soit de doses plus faibles, mais prolongées.

49. — Voir les conclusions d'un *mémoire de* M. MOUTARD-MARTIN *sur la valeur de la médication arsenicale dans le traitement de la phthisie* (*Bulletin de l'Académie de médecine,* 1868, t. XXXIII, p. 70) :

1re *conclusion :* La médication arsenicale a une action très positive sur la phthisie pulmonaire.

D'un autre côté, voici ce que dit M. Hérard dans son rapport sur le travail précédent (même volume, p. 99) :

Après les détails dans lesquels je viens d'entrer, il me paraît difficile que l'on puisse conserver des doutes sur l'utilité de la médication arsenicale dans le traitement de la phthisie. Les améliorations, les guérisons constatées, sont bien évidemment le résultat de cette médication, puisque aucun autre agent thérapeutique n'a été employé concurremment.

50. — LABADIE-LAGRAVE, *loc. cit.*, p. 219 :

L'auteur donne une citation de FLEURY, dans laquelle on trouve le passage suivant :

Jamais, entre nos mains, dit Fleury, le traitement hydrothérapique appliqué aux phthisiques n'a produit le plus léger accident; toujours il a produit une amélioration plus ou moins notable et plus ou moins prolongée.

M. LABADIE-LAGRAVE ajoute, p. 220 :

Brehmer et Sokolowski ont également vanté l'emploi des douches froides dans le traitement de la phthisie.

51. — 1° C'est au début de la phthisie surtout, pendant toute la durée de la période congestive, que le traitement par l'ergot de seigle est des plus salutaires. *Dans la plupart des cas (sept ou huit fois sur dix),* une amélioration rapide ne tarde pas à se produire tant du côté de l'état local que de l'état général. L'appétit ne tarde pas à revenir, et la nutrition devenant plus active, les forces se relèvent pendant que l'embonpoint reparaît et que l'entrain et la gaîté font place à cet état particulier de langueur et de tristesse auquel se trouvent en proie la plupart de ces malades. Quoiqu'un pareil changement soit ordinairement des plus frappants, même pour des personnes étrangères à la médecine, je n'ai pas voulu m'en tenir à des appréciations vagues, et j'ai fait peser plusieurs de mes malades avant et après quelque temps de traitement. Or j'ai constaté de la sorte une augmentation de poids parfois assez considérable. C'est ainsi que, dans un cas des plus remarquables, j'ai noté une augmentation de 3 kilog. 500 grammes en 58 jours et ce n'est pas là un chiffre que je donne de souvenir, mais que j'ai consigné dans mes notes. Le jeune homme chez lequel je l'ai constaté, âgé d'une vingtaine d'années, offrait, en arrivant à Pau, tous les signes d'une tuberculose pulmonaire commençante ; il présentait, entre autres symptômes, une absence presque complète du murmure respiratoire, sans mélange de râles dans tout le tiers supérieur du poumon droit. Or je l'ai fait peser le 4 décembre 1876, avant tout traitement, et le poids constaté était de 70 kil. 500 grammes : une seconde pesée, faite le 31 janvier suivant, bien entendu avec les mêmes vêtements, s'élevait à 74 kilog. Il avait donc gagné *un peu plus de* 60 *grammes par jour* durant ces deux mois ; en même temps, la toux avait considérablement diminué et les forces avaient beaucoup augmenté. Ce résultat a été obtenu par l'administration d'une dose quotidienne de 0,50 centigrammes.

Il suffit, en effet, dans la plupart de ces cas, de recourir à de faibles doses (0,30 ou 0,50 centigrammes par jour donnés en deux fois avant les deux principaux repas). Ce n'est que dans des cas très exceptionnels que j'ai dû les dépasser : dans un cas de phthisie galopante, cependant, je suis arrivé progressivement à la dose de 1 gr. 25 centigrammes par jour, laquelle a été continuée pendant plus de deux mois, et les accidents si graves qui s'étaient développés et semblaient devoir menacer l'existence à bref délai, ont pu être conjurés. Cette malade a pu finir sa saison d'hiver dans notre ville, et elle n'a succombé que cinq ou six mois plus tard dans son pays.

Quant à la durée du traitement, elle peut être prolongée pendant des semaines et des mois, sans qu'il en résulte le plus léger inconvénient. Je connais des malades qui prennent 0,30 centigrammes par jour depuis plus d'un an, en observant de temps à autre de très courtes interruptions. J'en ai connu un autre qui a pris une dose de 0,20 centigrammes par jour, pendant au moins trois années consécutives, et qui a pu prévenir de la sorte le retour d'hémoptysies fréquentes et extrêmement rebelles.

J'en ai soigné un troisième enfin, lequel, étant atteint d'une tuberculose avancée et siégeant dans presque toute l'étendue du poumon gauche et une faible partie du poumon droit avec formation de quelques petites cavernes disséminées, a pris de 0,75 centigr. à 1 gr. par jour pendant près de quinze mois, en n'observant que de très courtes interruptions de traitement. Chaque fois que j'essayais de diminuer la dose, son état empirait et c'est le malade lui-même qui me demandait de vouloir l'augmenter. Ce malade vit encore et il se trouvait très amélioré lorsqu'il a quitté Pau, il y a quatre ou cinq mois, en mai 1881.

Dès que les symptômes locaux et généraux ont subi une amélioration notable, je fais de temps en temps interrompre la médication pendant dix ou quinze jours, et il arrive très souvent que c'est le malade lui-même qui demande à la reprendre. J'ai toujours prescrit la cessation du traitement durant la période menstruelle, pour ne pas m'exposer à troubler cette importante fonction, et j'ai souvent observé que, sous l'influence de cette médication, les règles avançaient de quelques jours et reprenaient leur périodicité normale.

Quoique beaucoup moins salutaire à une période plus avancée de la phthisie pulmonaire, l'usage prolongé de l'ergot de seigle n'en procure pas moins un grand soulagement ainsi que de notables améliorations temporaires. J'ai même vu une guérison complète s'opérer dans un cas des plus graves, arrivé au second degré. Il s'agissait d'un jeune homme des plus distingués, que j'ai eu le bonheur de voir guérir après trois ans de traitement. Il habite aujourd'hui Paris et se porte à merveille; de temps en temps seulement, il prend de faibles doses de seigle lorsqu'il vient à contracter quelque bronchite simple.

Je signalerai en terminant un avantage tout différent que j'ai retiré de cette médication, avantage précieux qui se rapporte aux facilités qu'elle donne, en bien des cas, d'établir un diagnostic local des plus précis. Tous les praticiens savent combien il est parfois difficile de se prononcer dans un cas donné, sur la question de savoir s'il n'existe encore à l'un ou l'autre des sommets pulmonaires qu'une simple congestion plus ou moins prononcée, ou s'il s'y est déjà fait un commencement de ramollissement tuberculeux. L'air pénétrant fort incomplètement dans les bronches avoisinantes fortement congestionnées, quelques craquements humides à peine perceptibles peuvent échapper et échappent souvent même à une oreille très exercée. On ne parvient même pas toujours, surtout lorsque la lésion est très circonscrite, à distinguer ces craquements en prenant la précaution d'ausculter avec soin pendant qu'on fait tousser le malade. C'est ce qui faisait dire à Beau, en parlant des cas auxquels je fais allusion : « *Mettez-en un peu plus qu'il n'en paraît, et vous serez dans le vrai.* »

Or j'ai été frappé bien des fois, après quelques jours d'administration du seigle ergoté dans un cas douteux, de l'extrême facilité avec laquelle je venais à percevoir quelques bulles très limitées de râle sous-crépitant fin, là où je n'avais constaté, quelques jours auparavant, qu'un affaiblissement très marqué ou même une absence complète du murmure respiratoire. J'aurais pu dessiner sur la peau le siège précis auquel correspondait la présence de ces râles, et il m'est arrivé souvent de pouvoir ainsi découvrir des points isolés ou disséminés d'une lésion très circonscrite, de quelques centimètres à peine. J'ai fait trop souvent et avec trop de soin les constatations de ce genre, pour que je puisse un seul instant en révoquer en doute la réalité, et, j'ajouterai que je n'ai observé ce contraste frappant que dans les cas où j'avais administré ce médicament. Le même fait peut se produire avec d'autres sans doute ; mais je ne l'ai jamais observé avec autant d'évidence que lorsque j'avais eu donné de l'ergot de seigle plusieurs jours de suite, même à des doses très faibles (de 0,30 à 0,50 centig. par jour).

Un pareil changement, survenu avec tant de rapidité, s'explique à merveille, si l'on songe à l'activité plus grande que cet agent doit imprimer à la circulation tout entière et en particulier à la circulation pulmonaire partiellement affaiblie. Les parois des bronches venant à se décongestionner dans le voisinage des granulations tuberculeuses, l'air doit mieux pénétrer dans l'intérieur de ces tuyaux. D'où il résulte que l'oreille doit mieux percevoir le bruit vésiculaire partout où cette sorte de désobstruction bronchique s'est opérée complètement. Or c'est justement sur les seuls points envahis par les granulations tuberculeuses, que la colonne d'air qui pénètre mieux dans toutes les ramifications de l'arbre aérien, peut déplacer certains liquides exsudés et doit ainsi donner naissance à ces râles crépitants humides que l'oreille finit par percevoir très nettement.

2° *Note supplémentaire aux recherches expérimentales sur le principe actif et le mode d'action de l'ergot des graminées,* par M. PAROLA, dans *Archives générales de médecine,* 4e série, t. XII, 1846.

6e *Conclusion : (Concernant les propriétés thérapeutiques de l'ergot de seigle.)*

Page 239 :

Son action calmante, très déclarée sur les mouvements respiratoires et sur le système sanguin, le rendent *un des moyens les plus puissants pour affaiblir la marche de la phthisie pulmonaire et en procurer quelquefois la guérison.*

52. — *Voir la note* 15.

53. — Quoique je n'aie fait encore qu'un petit nombre d'applications de l'acide phénique au traitement de la phthisie pulmonaire, je dois dire que celles auxquelles je me suis livré jusqu'à ce jour sont des plus encourageantes. Mais il ne me paraît pas inutile de dire auparavant ce qu'on peut et doit

attendre d'un traitement de ce genre. Or ce dernier, quelque
efficacité qu'il possède et qu'on lui suppose, ne peut rien contre la désorganisation pulmonaire déjà produite. Il ne peut
être dirigé avec quelques chances de succès que dans le but de
préserver les parties encore saines du poumon. Il peut se
faire dès lors qu'on obtienne par un médicament donné une
amélioration passagère chez un phthisique cependant trop
avancé pour guérir; de telle sorte qu'on peut encore juger de
l'action favorable de ce médicament, même chez un phthisique qui aurait infiniment peu de chances de guérir.

Or c'est sur un malade se trouvant dans ces dernières conditions, que j'ai essayé l'acide phénique pour la première fois.
Le malade étant arrivé à la dernière période de la consomp-
tion tuberculeuse, avait constamment une fièvre forte et une
diarrhée colliquative. Malgré ces détestables conditions, l'acide
phénique administré à la dose de 0,25 centigrammes, puis de
0,50 centigrammes par jour, en un et deux quarts de lavement, a produit une amélioration très marquée pendant près
de deux semaines. L'état général est devenu meilleur et la
diarrhée elle-même a notablement diminué. Mais cette médication à son tour n'a pas tardé à se montrer impuissante, et
notre malade, qui était un jeune homme d'une vingtaine
d'années, a succombé, un mois plus tard, aux suites inévita-
bles de sa fièvre hectique.

Depuis ce moment, j'ai fait usage du même médicament à
diverses périodes de la tuberculose pulmonaire, et j'en ai
constamment retiré des avantages très évidents chez les huit
ou dix malades que j'ai eu occasion de traiter de la sorte.
J'ai alterné souvent cet agent thérapeutique avec le seigle ergoté, et j'ai cru observer qu'ils s'équivalaient dans la plupart
des cas. Chez deux malades, l'acide phénique a donné de meilleurs résultats que l'ergot de seigle, et, chez deux autres, l'effet
inverse s'est produit; dans tous les autres cas, je n'ai pas su
distinguer la moindre différence d'action avec l'un ou l'autre
de ces médicaments. L'amélioration obtenue ne provenait pas
cependant d'un pur effet du hasard; car elle faisait défaut,

dès que je me livrais à l'expectation ou que j'avais recours à toute autre médication.

Dans tous ces cas, j'ai renoncé à l'emploi quotidien des lavements, dont mes premiers malades n'avaient pas tardé à se lasser, et j'ai administré le remède incorporé à du sirop, suivant la formule suivante :

Pr. Acide phénique. . . . . 1 gramme.
Sirop simple . . . . 100 —
Huile essentielle de citron. . . . 2 gouttes.

m. — A prendre, suivant les cas, une cuillerée à café, une cuillerée à dessert ou une cuillerée à bouche immédiatement avant chacun des deux principaux repas.

— Dans quelques cas, j'ai substitué aux deux gouttes d'huile essentielle de citron, 20 grammes d'eau distillée de laurier cerise.

54. — 1° Article *Créosote, loc. cit.*, p. 111 :

La créosote fut, peu de temps après sa découverte, employée à titre de styptique contre les hémoptysies de la tuberculose pulmonaire. Reichenbach constata le premier les excellents effets de ce médicament dans la phthisie pulmonaire, non seulement pour arrêter les crachements de sang, mais aussi pour combattre leur cause, l'affection pulmonaire elle-même.

2° *Des résultats obtenus par la créosote dans le traitement de la phthisie pulmonaire,* par MM. BOUCHARD et GIMBERT (de Cannes) dans *Bulletin général de thérapeutique médicale et chirurgicale,* t. XCIII, 1877, p. 290.

Nous avons donné la créosote à quatre-vingt-treize malades sans nous soucier ni de la forme de la maladie ni de son degré.

Et page 292 :

Ces chiffres indiquent que la médication créosotée aurait été avantageuse dans tous les cas au premier degré, dans plus de la moitié des cas au deuxième degré.

Dans le tiers, au troisième.

Elle a échoué dans les deux tiers des cas au troisième degré, dans moins de la moitié au deuxième. Aucun phthisique au premier degré n'est mort, aucun phthisique au troisième degré n'a guéri.

En somme, sur 93 malades, 54 ont notoirement bénéficié du traitement.

3° Voir également les résultats très favorables obtenus par l'emploi de la créosote dans la phthisie par M. le Dʳ Hugues dans le service de M. Raynaud (*Bulletin général de thérapeutique médicale et chirurgicale*, t. XCIV, 1878, p. 429), et par le M. le Dʳ Brayer, dans le service de M. Brouardel (*Bulletin général de thérapeutique médicale et chirurgicale*, t. XCV, 1878, p. 190).

4° J'ai, de mon côté, souvent administré la créosote à plusieurs de mes malades et j'en ai obtenu des effets très favorables. Je dois ajouter, toutefois, que d'une manière générale ces effets ne m'ont pas paru de beaucoup aussi avantageux que ceux du seigle ergoté ou de l'acide phénique. Mais il m'arrive souvent d'alterner l'usage de ces médicaments avec celui de l'arsenic dont le degré d'efficacité me paraît être encore au-dessous de celui de la créosote.

55. — *Sur les douches froides, locales et générales, internes et externes appliquées au traitement des engorgements et des déplacements de l'utérus*, par le Dʳ L. Fleury (*Archives générales de médecine*, 4° série, t. XX, 1849), p. 477.

Par l'action puissante qu'elles exercent sur la circulation capillaire générale et sur l'absorption interstitielle, et de même qu'elles résolvent des engorgements spléniques, hépatiques et articulaires, les douches froides, locales et générales, permettent d'obtenir la résolution complète d'engorgements soit hypertrophiques, soit indurés, de l'utérus, alors même que ces engorgements sont anciens, considérables et qu'ils ont résisté aux différentes médications usuelles, notamment à l'application du fer rouge.

56. — 1° *Recherches sur les propriétés du seigle ergoté, etc.*, par G. Sée, *loc. cit.*, p. 41 :

Engorgements chroniques de l'utérus. — Spajrani l'employa (le seigle ergoté) avec succès dans les congestions utérines, ce qui a conduit sans doute M. Arnal à s'en servir dans les engorgements chroniques du col, dont il rapporte 19 cas de guérison.

2° Je m'en suis moi-même servi avec avantage dans plusieurs de ces congestions chroniques de l'utérus qui sont d'ordinaire si rebelles et se reproduisent avec tant de facilité. J'ai administré dans ces cas (de 0,30 à 0,50 centigrammes par jour, en deux doses), mais pendant longtemps, et il est peu des malades que j'ai ainsi traitées qui n'en aient pas obtenu quelque soulagement au bout de peu de temps.

57. — J'ai employé l'acide phénique dans deux cas seulement d'engorgement chronique de l'utérus. Je l'ai donné, à la dose de 0,30 à 0,40 centigr. par jour sous la forme suivante :

> Pr. : Acide phénique. . . . . 　3　　grammes.
> Sirop simple . . . . 300　　—
> Huile essentielle de citron. . 　6　gouttes.

m. — A prendre une cuillerée à dessert, matin et soir, avant chacun des deux principaux repas.

Or, dans ces deux cas où l'engorgement du col était très prononcé et occasionnait des douleurs assez vives dans la région lombaire et hypogastrique, les malades ont éprouvé un soulagement très rapide et très marqué. J'ai en même temps constaté chez elles, huit ou dix jours après le commencement du traitement, une diminution de l'engorgement utérin et surtout beaucoup moins de sensibilité à la pression du côté du col de l'utérus, par le toucher vaginal.

58. — Trousseau et Pidoux avec la collaboration de C. Paul, *loc. cit.*, t. II, p. 1094 :

C'est d'après les mêmes données que la digitale peut rencontrer l'indication de son emploi dans les hémorrhagies actives, dans l'hémoptysie, par exemple, et surtout dans la métrorrhagie.

Dickinson, en Angleterre, a fait des recherches intéressantes sur la *digitale* considérée comme *moyen d'exciter les contractions musculaires des parois utérines*. L'auteur a été conduit à supposer à ce médicament une propriété excitative de l'utérus, par les effets observés dans des cas de ménorrhagie et dans l'accouchement.

Il a administré la digitale en infusion à la dose énorme de 15 à 20 grammes dans les vingt-quatre heures, et, dans la très grande majorité des cas de ménorrhagie traités exclusivement par ce moyen, le résultat a été une prompte cessation de l'hémorrhagie. Dans plusieurs cas, chaque prise de digitale fut suivie de douleurs utérines

ressemblant à celles du travail de l'expulsion d'un caillot, et de la
cessation temporaire de l'écoulement sanguin, chaque dose amenant
après elle des intervalles de plus en plus éloignés. De plus, l'auteur
cite un cas où la délivrance a été déterminée par l'emploi de la digitale, et plusieurs cas où les douleurs du travail ont été ranimées
et fortement activées par ce même médicament. D'après ces faits,
la digitale aurait une action tout à fait analogue à celle du seigle ergoté.
Notons d'ailleurs que l'auteur prétend n'avoir pas constaté, dans ces
circonstances, d'influence notable de la digitale sur les contractions
du cœur et sur le pouls.

Nous avons nous-même répété ces expériences sur des femmes de
l'Hôtel-Dieu, et nous devons reconnaître que déjà, dans un certain
nombre de cas, la digitale donnée en infusion à la dose de 1 à
2 grammes par doses fractionnées a amené rapidement la cessation
des métrorrhagies qui duraient déjà depuis plusieurs semaines.

59. — Article *Électricité* du *Nouveau Dictionnaire de médecine et de chirurgie pratique* de Jaccoud, par M. L.-A. de Saint-
Germain, t. XII, p. 536 :

Affections utérines et engorgement chronique de la matrice. — Le
traitement électrique a pour but de réveiller la nutrition du tissu
musculaire et d'aider la circulation de retour. La faradisation se fait
très facilement par l'introduction d'un des réophores sur le col et
de l'autre dans le rectum, ou bien encore par l'application des deux
excitateurs : l'un dorso-lombaire, l'autre sus-pubien. Ici surtout la
prudence, au point de vue de l'intensité du courant, est au plus haut
point indiquée. Les flexions anormales, de même que les versions,
seront traitées par la faradisation vagino-pubienne ou recto-lombaire,
suivant le sens du vice de direction. Si la faradisation est appelée
dans ces cas difficiles à un succès, elle ne tendra à l'obtenir qu'en
remplissant deux indications : 1° rendre aux fibres utérines de telle
ou telle face antérieure ou postérieure une tonicité suffisante ; 2° rappeler des conditions normales de nutrition dans le tissu musculaire.

60. — Article *Créosote, loc. cit.*, p. 107 :

Les qualités astringentes des solutions créosotées trouvent leur
application naturelle contre les métrites simples du col, les ulcérations sanieuses du museau de tanche et les affections blennorrha-
giques de l'homme. Colombat (de l'Isère) a traité avec succès les
métrites ulcéreuses par les attouchements avec la créosote.

61. — J'ai publié en 1873 (*Recherches sur les propriétés théra=*

peutiques du seigle ergoté, loc. cit., p. 19 et suiv.) l'exposé d'un assez grand nombre de faits, prouvant l'efficacité du sulfate de quinine dans diverses hémorrhagies capillaires telles que hémoptysie, épistaxis, métrorrhagie, etc., etc., et j'en ai recueilli beaucoup d'autres semblables dans la suite. Je soigne même actuellement un malade atteint d'une hémoptysie très ancienne et très rebelle quoique peu abondante, mais surtout sujette à de fréquentes récidives depuis sept ou huit ans, et j'ai dû arriver à lui administrer la dose incroyable de 2 gr. 75 par jour pendant plus de trois semaines consécutives avant de pouvoir réussir à faire disparaître toute trace de sang dans les crachats. Or une longue expérience m'a prouvé chez ce malade qu'une hémoptysie prochaine est toujours à redouter, tant qu'il reste un seul filet de sang dans ses matières expectorées. Je n'en conserve pas moins l'espoir de triompher de cette hémorrhagie rebelle par une prolongation démesurée de traitement et par l'emploi consécutif de doses faibles et très prolongées de seigle ergoté.

J'ai été le premier à signaler cette action hémostatique du sulfate de quinine, et si je crois devoir mentionner ici ce fait, c'est que je ne veux pas passer pour m'approprier les idées des autres, lorsque je ne fais que rapporter celles que j'ai le premier émises. Tout récemment encore, la *Gazette des Hôpitaux* (n° du 18 juin 1881) rapporte une observation de métrorrhagie guérie par le sulfate de quinine et dans laquelle l'auteur, sans mauvaise intention sans doute, invoque cette propriété hémostatique du sulfate de quinine et ne dit pas comment il a été porté à s'en assurer. Quoi qu'il en soit de cette question de priorité sur laquelle je ne veux pas m'appesantir, la même propriété hémostatique avait été déjà reconnue au quinquina, comme le prouve le passage suivant :

Depuis longtemps, dit M. Briquet [1], le quinquina s'administrait contre certaines hémorrhagies : ainsi Rosenstein, Acrel, Held, l'ont vanté contre les épistaxis; Hoffmann, Wagner, Murray, Vogel, Gou-

1. *Loc. cit.*, p. 496.

pil, Botex, contre l'hémoptysie. Morton l'a même regardé comme un spécifique dans ce cas, et de Haen l'a considéré sous le même point de vue contre les hémorrhagies intestinales. Lafosse et Caroñ l'avaient vanté dans les hémorrhagies atoniques.

62. — Article *Arsenic* du *Dictionnaire encyclopédique des sciences médicales*, par M. Delioux de Savignac, p. 211 :

L'arsenic aurait, d'après quelques expérimentateurs très rares d'ailleurs, la propriété tant d'arrêter que de prévenir certaines hémorrhagies.

M. Henri Hunt, en Angleterre, M. Burns, aux États-Unis, disent avoir constaté l'extrême efficacité de l'acide arsénieux, et particulièrement de l'arséniate de soude contre les métrorrhagies qui précèdent et favorisent l'avortement ou suivent l'accouchement.

63. — Labadie-Lagrave, *loc. cit.*, p. 101 et suivantes :

En vertu de son action sur les circulations locales, le froid est un hémostatique très puissant. . . . .

..... Nous n'avons à nous occuper ici que de l'action styptique du froid dans le traitement des hémorrhagies spontanées des organes profonds, qui sont seules du ressort de la pathologie interne. Or on peut poser, en thèse générale, que, dans toutes, on a coutume de recourir aux applications topiques de glace.

64. — Quoique l'usage interne de l'acide phénique n'ait jamais été appliqué, à ma connaissance du moins, au traitement des hémorrhagies capillaires idiopathiques, je crois devoir mentionner ici l'action hémostatique favorable qu'il exerce sur certaines plaies d'amputation qui deviennent souvent le siège d'hémorrhagies secondaires. On sait, en effet, que l'application de la bande d'Esmarch, en paralysant les petits vaisseaux qui aboutissent aux surfaces récemment cruentées, prédispose à la production de ces hémorrhagies. (Voir la thèse d'agrégation de mon savant compatriote M. Paul Reclus : *Des mesures propres à ménager le sang pendant les opérations chirurgicales*, p. 88.)

M. Reclus dit, en effet (*loc. cit.*, p. 93) :

M. Nicaise emploie sans hésiter l'ischémie provisoire dans l'amputation des membres et, grâce à une manœuvre des plus simples, il évite les hémorrhagies capillaires. La section terminée, la ligature des gros vaisseaux faite, avant d'enlever la bande à anneaux, il applique sur la plaie une grosse éponge trempée dans l'acide phénique au cinquantième et bien exprimée. Pendant 8 à 10 minutes, il exerce une compression modérée, et, quand il retire l'éponge, les tissus sont exsangues; si parfois quelques artérioles donnent encore, il en est quitte pour les lier; lorsque les lambeaux sont larges, dans une amputation de cuisse par exemple, il faut au moins deux éponges. La paralysie vasculaire disparue, on soulève la première éponge, et l'on ne retire pas la seconde avant d'avoir pincé les artérioles qui pourraient donner sous la première. Nous ne saurions trop recommander cette méthode, qui a si bien réussi à son auteur.

On pourrait objecter sans doute que l'acide phénique agirait dans ce cas en coagulant l'albumine du sang qui se trouve dans l'intérieur des vaisseaux ouverts. Mais, outre que la quantité d'acide employée est trop faible pour pouvoir exercer cette action coagulante, il me semble que l'analogie nous permet d'admettre qu'il agit plutôt en réveillant la contractilité vasculaire momentanément éteinte ou affaiblie. Si cette dernière explication était vraie, il semblerait en résulter que l'acide phénique agirait directement sur les fibres musculaires paralysées, attendu que les nerfs vaso-moteurs soumis à une violente constriction seraient incapables de reprendre si vite leurs fonctions.

Il serait extrêmement intéressant de savoir si l'acide phénique administré à l'intérieur jouirait d'une action hémostatique réelle, contre les hémorrhagies capillaires idiopathiques. Car, si l'expérience venait à la rendre incontestable, on aurait ainsi acquis la preuve que le même agent thérapeutique, à la condition pourtant qu'il ne fût pas décomposé dans le sang, peut exercer sur les mêmes tissus une influence uniforme, soit qu'il vienne à être appliqué directement sur ces tissus ou qu'il y soit porté par la circulation générale.

65. — *Voir la note 58.*

66. — *Voir la note 27.*

67. — 1° *Union médicale,* 3ᵉ série, t. XXI, 1876, p. 815.

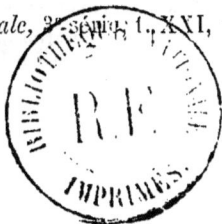

7

Je me borne à reproduire le titre de l'observation suivante, dont les détails sont trop longs pour pouvoir être rapportés ici.

Hémoptysie et entérorrhagie consécutives à une chute sur la tête; guérison par l'électrisation de la moelle épinière, par le docteur JULES CHÉRON.

2° *Nouveau Dictionnaire de médecine et de chirurgie pratique* de JACCOUD. — Art. *Électricité (application en accouchements)*, par M. L.-A. DE SAINT-GERMAIN, p. 557.

Barnes parle de ses effets heureux pour réveiller les contractions dans les accouchements prématurés artificiels, et il cite deux cas, le premier de lui-même, le second de Radfort. Il parle des avantages du galvanisme dans l'accouchement à terme, aussi bien dans ses premières que dans ses dernières périodes. Il le vante dans les hémorrhagies qui surviennent avant la naissance de l'enfant, après l'accouchement et dans les suites des couches; il donne à cet effet deux observations.

68. — 1° Les mêmes remarques que j'ai faites relativement à l'action hémostatique probable de l'administration interne de l'acide phénique (voy. p. 96) s'appliquent à plus forte raison, comme on va le voir, à l'usage interne de la créosote dans le traitement des hémorrhagies capillaires. Cette conclusion ne doit guère surprendre, si l'on se rappelle que, suivant M. GOBLEY (voir *Dictionnaire encyclopédique des sciences médicales*, Art. Créosote, *Chimie*, t. XXIII, p. 98), « beaucoup de créo-« sotes ne renferment que de l'acide phénique ou phénol et que « d'autres sont un mélange de phénol et de crésylol. »

Voici ce que dit, quelques pages plus loin (p. 104), M. ERNEST LABBÉE, au sujet de l'emploi médical de la créosote (*loc. cit.*):

Je mentionnerai d'abord que parmi les propriétés de la créosote qui intéressèrent le plus vivement les médecins, lors de la découverte de cet hydrocarbure, il faut surtout citer son *action hémostatique*. Celle-ci, sans être d'une puissance très grande, est réelle, ainsi que l'indique *à priori* son action coagulante de l'albumine et du sang, mais comme le prouvent surtout les expériences physiologiques et les faits cliniques.

Muller et Reiter ont facilement arrêté des hémorrhagies consécutives à une blessure de la veine crurale chez le chien à l'aide d'un simple plumasseau de charpie imbibée de créosote enfoncé dans la plaie.

S'agissait-il d'une plaie artérielle, le même moyen réussissait encore, aidé d'une compression modérée. Les vaisseaux examinés offraient des traces d'inflammation dans l'étendue de quelques centimètres à partir de leur section et à ce niveau un caillot obturateur.

Chez l'homme, la créosote arrête avec la plus grande facilité les hémorrhagies capillaires en nappe, l'écoulement par les piqûres de sangsues, l'épistaxis et toutes les pertes de sang fournies par des vaisseaux artériels ou veineux de petit calibre.

On ne saurait conclure de là assurément que la créosote prise à l'intérieur et portée par le sang aura sûrement la même action hémostatique sur les hémorrhagies capillaires qui se produisent sur diverses muqueuses. Mais il est au moins remarquable de voir que cet agent forme la base probable d'une eau hémostatique ancienne et bien connue.

L'eau de Binelli, dit, en effet, M. Ernest Labbée (*loc. cit.*, p. 118),
. . . . . composée à Turin vers 1797 et qui jouissait d'une grande vogue au commencement de ce siècle comme eau hémostatique, était à base de créosote selon toute vraisemblance (Sweiger-Seidel).

Voici, d'autre part, le fait suivant recueilli par Ringland et mentionné par M. Ernest Labbée, p. 109 :

Enfin chez une malade affectée d'entérorrhagie grave probablement supplémentaire, vomissant tout ce qu'elle prenait et dans un état de collapsus inquiétant, Ringland produisit une véritable résurrection avec la créosote associée au cognac; on en donnait quatre gouttes toutes les deux heures. Dès les premières doses les vomissements cessèrent et l'hémorrhagie s'arrêta; on diminua la dose du médicament jusqu'à deux gouttes toutes les six heures ; le quatorzième jour la malade était entièrement rétablie. A deux reprises différentes dans les six mois qui suivirent, cette femme offrait les mêmes accidents qui furent conjurés aussi heureusement par le même moyen.

2° *Mémoires de l'Académie de médecine*, t. V, 1836. — *Rapport sur les différents travaux relatifs à la créosote*, par M. MARTIN SOLON, p. 140 :

Peut-être aussi que l'eau hémostatique de Bellini, les préparations de goudron de l'évêque Barkley, et les préparations résineuses usitées chez les anciens dans beaucoup de circonstances, devaient une partie de leurs propriétés à la créosote qu'elles pouvaient contenir.

69. — C'est tout à fait par hasard que j'ai remarqué l'action pourtant très réelle du seigle ergoté sur les adénites aiguës et chroniques. Voici dans quelle circonstance cette particularité m'a frappé :

Ayant été consulté, il y a environ deux ans, par une demoiselle d'une vingtaine d'années qui était atteinte d'un léger degré de congestion de l'un des sommets pulmonaires, je lui ai prescrit du seigle ergoté à faible dose (0 gr. 30 cent. par jour en deux fois), et je puis dire ici que ce médicament a agi très rapidement sur cette congestion et que l'état de notre jeune malade s'est promptement amélioré. Mais, le premier jour où elle est venue me trouver, elle m'a parlé d'une tumeur qu'elle portait, depuis quatre ou cinq mois, sous la mâchoire inférieure du côté droit et qui avait très manifestement pour siège les ganglions lymphatiques de cette région. Cette tumeur, mobile, lobulée et indolente, de consistance assez marquée et sans aucun point fluctuant à sa surface, dépassait à peine le volume d'un œuf de poule. C'était un type d'hypertrophie ganglionnaire ou, pour mieux dire, d'adénite chronique indolente.

N'ayant pas l'habitude, à moins d'y être forcé, de recourir à des médications complexes qui nuisent plus qu'on ne croit au jugement à porter dans la pratique ordinaire de la médecine, j'ai conseillé à cette jeune fille d'aller au plus pressé, c'est-à-dire de traiter en premier lieu l'affection pulmonaire dont elle était le plus préoccupée. Quant à sa tumeur, qui n'avait aucun caractère sérieux, nous pouvions attendre, pour nous en occuper, que le mal principal se trouvât suffisamment amélioré, ce qui ne devait pas tarder à arriver selon mes prévisions. Je l'ai engagée en conséquence à venir me retrouver quinze ou vingt jours après qu'elle aurait suivi le traitement que je venais de lui prescrire.

Or quel n'est pas mon étonnement, en revoyant notre malade, au bout de trois semaines, de trouver son adénite chronique aux trois quarts disparue! Je n'avais jamais vu pareil effet, en un si court espace de temps, avec n'importe quelle médication, même avec la médication iodée que je croyais la meilleure en ce genre. J'étais même convaincu, lors de mon premier examen, que cette tumeur déjà un peu ancienne et dont j'ai rappelé brièvement les caractères, ne pouvait disparaître que par une opération. Mais, voulant profiter de l'expérience acquise, j'ai fait continuer la même médication et j'ai même légèrement augmenté la dose que j'ai portée à 0 gr. 50 cent. par jour. Or, quinze jours plus tard, cette tumeur ganglionnaire avait presque complètement disparu et se trouvait réduite aux dimensions d'une petite noisette.

Une autre fois, j'ai eu à traiter, chez une jeune étrangère venue du Nord, une adénite aiguë survenue très rapidement dans la même région et ayant acquis, en très peu de jours, presque le volume du poing. Cette enfant, âgée de 14 ans, très développée pour son âge, quoique d'un tempérament lymphatique très marqué, avait déjà eu dans son pays deux autres adénites semblables qui avaient été suivies de suppuration. Dans le cas actuel où j'avais noté un léger mouvement fébrile au début, je ne doutais pas un instant que la même terminaison n'eût lieu très prochainement, tant le développement des ganglions enflammés avait été rapide. Mais, comme l'emploi du seigle ergoté ne me paraissait devoir offrir dans ce cas aucun inconvénient sérieux et que j'étais d'ailleurs parfaitement libre d'agir comme je le croyais convenable, j'ai prescrit 0 gr. 75 cent. par jour, en trois cachets : à prendre un cachet le matin immédiatement avant le premier déjeuner, le second avant le repas du milieu du jour et le troisième avant le dîner. Or, après cinq jours de cette médication, la tumeur sous-maxillaire avait diminué de plus de moitié. Comme j'observais une tolérance parfaite du médicament et qu'il fallait se hâter dans un cas de ce genre, si on voulait s'assurer toutes les chances de succès, j'ai porté la dose à 1 gramme par jour, en prescrivant un quatrième cachet de 0 gr. 25 cent. le soir, au moment du coucher de l'enfant. Or, après sept ou huit nouveaux jours de ce traitement, l'adénite cervicale a complètement disparu, sans qu'elle ait aucunement suppuré.

Quelque temps avant le développement de cette adénite, j'avais soumis cette enfant à un traitement prolongé tantôt par l'iodure de fer et le houblon et tantôt par l'huile de foie de morue, pour combattre une éruption impétigineuse rebelle siégeant sur le pourtour des lèvres et à l'entrée des narines. Or c'est la malade elle-même qui, après avoir remarqué les bons effets du seigle non seulement sur ses glandes du cou, mais encore sur ses croûtes du nez et des lèvres, a demandé que je lui permisse d'en continuer l'usage. Telle est la seule raison pour laquelle je lui en ai laissé prendre encore pendant une quinzaine de jours après la guérison complète de l'adénite sous-maxillaire.

Dans un troisième cas que j'ai observé tout récemment chez un enfant de douze ans, j'ai obtenu en moins de quinze jours, la résolution complète d'une adénite aiguë de même nature et assez étendue siégeant au pli de l'aine. La dose quotidienne d'ergot de seigle a été de 0 gr. 60 cent. et après quatre ou cinq jours de traitement, j'observais déjà une amélioration des plus sensibles. J'ai prolongé la durée de la médication chez cet enfant pendant un mois ou cinq semaines.

J'ai enfin traité deux autres cas pareils et avec un succès encore plus rapide. Il est vrai que, dans ces cas, l'adénite cervicale n'était ni aussi aiguë ni aussi étendue que dans les deux derniers cas que je viens de rapporter.

Mais ce simple exposé suffit à montrer toute la confiance que peut légitimement nous inspirer l'emploi de cette médication dans le traitement des adénites aiguës ou chroniques. La dose seule peut et doit varier suivant les malades et suivant les premiers effets obtenus.

70. — *Revue des sciences médicales*, t. III, 1874. — *Injection d'acide phénique dans les tissus pour combattre l'inflammation*, par C. Hüter.

Adénite subaiguë tendant à la suppuration (bubon de l'aine), p. 782 :

Diminution de la douleur, de la rougeur de la peau, de l'œdème;

la glande devient sphérique et disparaît peu à peu jusqu'à la guérison; il peut être nécessaire de continuer quelque temps.

71. — TROUSSEAU ET PIDOUX. Édition CONST. PAUL, *loc. cit.*, t. II, p. 1147 :

M. Pourché a cité des cas de guérison fort intéressants, et de son côté M. Rames, dans sa thèse inaugurale, a rapporté des faits recueillis dans le service de M. Puche, desquels il résulte que des engorgements ganglionnaires du cou, de nature assez grave, des inflammations chroniques de l'épididyme et du testicule ont cédé à l'usage longtemps continué du bromure de potassium.

On ne peut nier les effets vraiment merveilleux, quoique lents, observés dans les pays où des sources salines muriatiques sont renforcées par l'addition des eaux mères des salines; ces effets dépassent de beaucoup ceux que l'on observe lorsque l'on administre seulement l'iodure de potassium. Il est donc raisonnable de penser, il est peut-être même permis d'affirmer que les bromures jouent dans ce cas le rôle principal.

Si donc, comme les expériences de MM. Puche, Huette et Rames ne permettent pas d'en douter, le bromure de potassium, et certainement aussi le bromure de sodium, possèdent des propriétés anesthésiques, ne doit-on pas donner à ces propriétés une large part dans la guérison de certains engorgements, et dans l'amendement de certaines maladies d'ailleurs incurables? Ainsi peut-être s'expliquent les résultats incontestablement utiles des eaux mères des salines, si heureusement et si habilement administrées à Nauheim, à Kreuznach, à Hombourg, etc. Pour être juste, nous devons ajouter qu'aujourd'hui, sous ce rapport, Salins (Jura), mais surtout Salies (Basses-Pyrénées) ont accompli un progrès qui les place au-dessus des établissements les plus florissants d'Allemagne.

72. — 1° *Gazette hebdomadaire de médecine et de chirurgie*, 1873, p. 789 :

M. Paul rappelle à ce propos (il s'agit du traitement des hypertrophies ganglionnaires en dégénérescence caséeuse), que le Dr Morel (de Bruxelles) dit avoir fait diminuer des masses ganglionnaires considérables en les faisant traverser par des courants continus.

Quant à lui, ajoute-t-il cependant, il a fait, d'après ces indications, deux tentatives qui ont complètement échoué. Dans un troisième cas, où il a appliqué sur la tumeur le pôle négatif de Remak (dix-huit à vingt éléments); il a obtenu une légère diminution de ce ganglion.

2° *Bulletin de l'Académie de médecine*, t. XXI, 1855-56. Rapport de M. Bouvier sur un travail de M. le Dr Boulu, intitulé : *Traitement de l'adénite cervicale au moyen de l'électricité localisée*, page 678 et suivantes :

M. Bouvier donne (p. 684 et suiv.) le résumé de six observations de M. Boulu dont toutes démontrent l'action favorable de l'électricité sur ces tumeurs. Celles-ci, en effet, subissent pour la plupart une réduction très notable de volume et quelques-unes même, après avoir résisté à d'autres traitements, disparaissent entièrement.

M. Bouvier ajoute, p. 686 :

Deux malades que nous avons adressées à M. le Dr Boulu, en janvier dernier, ont éprouvé au bout d'un mois, une amélioration notable, quoique l'affection date de dix ans chez l'une d'elles.

En résumé, ces faits nous paraissent de nature à encourager les nouveaux essais de l'auteur et de ceux de nos confrères qui seraient tentés de l'imiter.

73. — 1° Article *Créosote*. — Ernest Labbée, *loc. cit.*, p. 105 :

. . . . . . Au dire de Mignet, des lotions créosotées ont pu faire avorter des abcès, *résoudre des adénites suppurées et dissiper des engorgements ganglionnaires.*

2° *Mémoires de l'Académie de médecine*, t. V, 1836. — *Rapport sur différents travaux relatifs à la Créosote*, par M. Martin Solon, p. 134 :

N'est-ce pas *en activant le mouvement nutritif* de la peau et du tissu cellulaire que la créosote réussit à détruire les callosités des ulcères dont nous venons de parler et favorise leur guérison? On pourrait le croire d'après ce que nous avons dit de l'action excitante de la créosote, action que nous avons constatée dans plusieurs autres circonstances *d'engorgements cellulaires et glanduleux.*

74. — A côté des deux observations relatées plus loin (p. 107 et suivantes, note 75) et qui m'ont conduit à faire quelques recherches dans cette nouvelle direction, je crois devoir donner ici *in extenso* la relation du fait suivant recueilli par M. John Henderson (*Archives générales de médecine*, 1re série, t. XXII, 1830, p. 401 et suivantes). Un pareil rapprochement est bien fait pour montrer non seulement toute l'importance que mérite l'étude des séries médicamenteuses, mais encore la supériorité qui lui revient sur l'étude des médicaments envisagés isolément. Quoique le nom *d'ostéomyélite* ne soit pas prononcé dans la description des lésions osseuses que donne l'auteur, on y verra tous les caractères saillants de cette affection osseuse. L'observation est intitulée : *Affections des os guéries par l'usage de l'oxyde blanc d'arsenic :*

Le 10 juin 1818, dit John Henderson, Mlle Martha Mac Elheny, âgée de dix-sept ans, fut amenée à Huntingdon pour me consulter sur sa maladie. L'affection avait commencé dix-huit mois auparavant par deux tumeurs du volume d'une petite noix qui s'étaient développées vers la partie moyenne du radius du bras gauche. Ces tumeurs s'ulcérèrent bientôt et à différents intervalles il en était sorti neuf esquilles osseuses. Depuis cette époque, d'autres tumeurs avaient successivement paru dans d'autres parties du corps. Le traitement qu'on employa d'abord consista dans l'administration longtemps continuée du mercure, qui détermina une salivation très abondante qui dura environ deux mois. Ce traitement réduisit la malade à un tel état de faiblesse, qu'à peine, pour me servir de ses propres expressions, si elle pouvait soulever la main, et il n'eut d'autres effets apparents que d'empêcher la maladie de faire plus de progrès. On fut donc obligé de l'abandonner, et l'affection continua à empirer.

Voici les symptômes que j'observai alors : faiblesse extrême ; face très pâle ; dyspnée et violentes palpitations du cœur au moindre mouvement ; petite fièvre continue avec des sueurs nocturnes. L'écoulement menstruel ne s'était pas encore établi. Le père et la mère de la malade avaient constamment joui de la meilleure santé, et n'avaient jamais présenté aucune apparence scrofuleuse ni aucune autre maladie héréditaire. Des tumeurs osseuses blanchâtres, d'une forme ovale et du volume d'une petite prune, existaient à la seconde phalange de deux doigts et du pouce de la main gauche, et de trois doigts de la main droite, les doigts paraissaient comme emboîtés dans ces tumeurs, et ils conservaient leur volume naturel immédiatement au-dessus et au-dessous d'elles ; de semblables altérations existaient aux os du métatarse et aux orteils des deux pieds ; des ulcérations profondes se montraient sur les calcanéums et sur les malléoles ; l'une des pommettes, l'apophyse épineuse de l'une des vertèbres dorsales ; un des fémurs et l'un des tibias, étaient le siége de tumeurs semblables ; et de tous les points qui étaient ulcérés s'écoulait un pus sanieux très fétide, qui entraînait quelquefois de petites portions d'os.

Le journaliste qui a reproduit l'observation de M. John Henderson dans les *Archives de médecine* résume ensuite certaines particularités du fait en question de la manière suivante :

Après quelques réflexions sur les difficultés que présentait ce cas, et sur l'impossibilité où il était de pratiquer l'amputation, à cause du grand nombre de parties affectées, l'auteur indique les raisons qui le firent penser à l'administration de l'arsenic, comme devant agir sur tout le système.

Je m'arrêtai, dit-il (M. Henderson), à l'emploi d'une solution d'acide arsénieux préparé de la manière suivante : on fait bouillir dans un vase de verre une quantité quelconque d'oxyde blanc d'arsenic avec de l'eau de fontaine pendant quinze ou vingt minutes; on laisse ensuite reposer la liqueur, et lorsqu'elle est devenue claire, on la décante; et elle se trouve propre à être employée. Je commençai d'abord par donner cinq gouttes de cette solution trois fois par jour, en y associant une petite quantité de teinture d'opium camphrée ; ensuite, pour la rendre plus efficace, j'y joignis, pendant quelques semaines, l'emploi du vin de quinquina et de l'oxyde rouge de fer. Mais, au bout de quelque temps, j'abandonnai, comme inutiles, ces derniers médicaments, et je me bornai à l'usage de l'arsenic seul. Au bout de trois mois de ce traitement, les tumeurs qui n'étaient point ulcérées cessèrent d'augmenter de volume, et celles qui l'étaient commencèrent à se cicatriser ; plusieurs même paraissaient complètement guéries. Une toux violente qui survint malheureusement, et qui persista pendant deux mois, avec quelques autres symptômes d'une affection pulmonaire, me força à suspendre le traitement. La maladie des os reprit son cours et Mlle E... retomba dans un état presque aussi grave qu'auparavant. Le traitement fut repris, et je recommandai qu'on ne l'interrompît sous aucun prétexte, quoi qu'il arrivât. De ce moment le mieux se manifesta de nouveau, il ne se développa aucune nouvelle tumeur, celles qui existaient déjà ne grossirent plus, et les ulcères se cicatrisèrent rapidement, après toutefois que quelques-uns d'entre eux eurent donné issue à quelques portions d'os nécrosés. Environ six mois après, les règles parurent, et la malade me sembla complètement guérie; mais dans la crainte d'une rechute fâcheuse, on continua l'usage de l'oxyde blanc d'arsenic pendant un long espace de temps. Ce médicament était devenu pour Mlle E... un stimulant si agréable, qu'elle comparait ses effets sur l'estomac à ceux d'une petite dose de liqueur spiritueuse, et il augmentait constamment son appétit, que d'ailleurs on la laissait libre de satisfaire à sa fantaisie. Ce traitement ne donna lieu à aucun accident; mais il fut impossible, sans déranger l'esto-

mac et sans occasionner des vomissements, de porter la dose de la
solution arsenicale au delà de cinq gouttes trois fois par jour.

L'observation se termine par la relation de quelques autres
accidents tout à fait étrangers à l'affection osseuse, et par conséquent inutiles à reproduire ici.

75. — 1° Dans le courant du mois de juin dernier, pendant
que j'étais allé voir un malade éloigné, on me fait voir un
enfant de 10 ans qu'on avait expressément transporté au do-
micile de ce malade pour me soumettre son cas. Il était atteint
depuis trois mois environ d'une affection des deux genoux
qui le rendait complètement impotent, lui causait de vives
douleurs, surtout pendant la nuit, et avait profondément altéré
sa santé générale. Le mal avait débuté par le genou gauche, et
s'était montré sur le genou droit, très peu de temps après,
c'est-à-dire au bout d'une quinzaine de jours. L'examen des
articulations malades me révéla les particularités suivantes :
Il existe de chaque côté, aux deux condyles du fémur, un
gonflement considérable, s'étendant jusqu'à la diaphyse de
l'os, sans changement de couleur à la peau, ni bosselure fluc-
tuante en aucun point. Les deux condyles sont très développés sur chaque fémur, mais le condyle interne du fémur
gauche en particulier est plus que doublé de volume. La
moindre pression réveille sur les épiphyses gonflées une douleur des plus vives, et permet de reconnaître que le tissu
osseux sous-jacent a partout conservé sa consistance normale ; il s'agit donc d'une simple hyperostose consécutive à
une ostéite épiphysaire due sans doute à la croissance, et
sans collection purulente, au moins apparente, en un point
quelconque des condyles hypertrophiés. Le moindre mouvement des articulations fait redoubler les souffrances, et les
deux genoux uniformément fléchis forment un angle d'environ
150 degrés, et ne peuvent pas être ramenés à l'extension. La
température de la peau, constatée par la simple apposition
de la main, paraît plus élevée au niveau des épiphyses tumé-
fiées que sur les autres parties des membres inférieurs.

Le mal a débuté sans violence extérieure et s'est accompagné d'une fièvre peu vive, mais presque continue et qui redouble souvent pendant la nuit. Le petit malade, qui marchait encore très péniblement au début de son mal, est obligé d'observer le repos depuis plus d'un mois ; toutefois, il n'a jamais gardé complètement le lit. L'appétit est presque entièrement perdu et la maigreur considérable. L'auscultation et la percussion ne révèlent rien d'anormal du côté des organes thoraciques.

A ces divers symptômes, il est facile de reconnaître l'existence d'une ostéomyélite subaigüe des deux épiphyses fémorales inférieures avec production d'hyperostoses, symptômes si bien décrits dans l'excellent travail de mon ami M. Lannelongue, sur l'ostéomyélite (*Archives générales de médecine,* 1879, 7° série, t. IV). Mais, si la nature de l'affection ne pouvait pas être douteuse, le choix du parti à prendre n'était pas des plus faciles dans ce cas particulier. L'indication, assurément, était toute tracée ; il aurait fallu immobiliser les articulations malades, en les plaçant dans un appareil approprié, obtenir le redressement brusque ou progressif des genoux à demi fléchis, et traiter en même temps l'état général. Mais comment faire toutes ces choses, en laissant cet enfant à la campagne, loin de toute surveillance médicale, dans une famille de paysans dénués de toutes ressources ?

Les parents ne pouvant pas faire le sacrifice d'envoyer leur petit malade à Pau, je ne crois pas devoir appliquer un appareil quelconque, sans avoir la possibilité de lui donner ou de lui faire donner les soins consécutifs qu'exigeait son état. Je leur laisse entrevoir toutefois la nécessité où ils se trouveraient sans doute avant longtemps de placer l'enfant à proximité d'un médecin qui pourrait le suivre attentivement, après avoir opéré le redressement des membres et en avoir assuré l'immobilité absolue. Je leur propose en attendant d'instituer un traitement propre à stimuler l'appétit et à relever, si c'était possible, les forces épuisées.

C'est dans ce but, et uniquement dans ce but que je songe

à prescrire le seigle ergoté, dont j'avais si souvent observé les bons effets sur la nutrition devenue languissante. Je ne songe même pas en ce moment à une autre raison qui m'a frappé plus tard et qui aurait pu contribuer à me diriger dans le choix de ce médicament, c'est que ce dernier, par son action bien connue sur la contractilité des petits vaisseaux, ne pouvait qu'exercer une influence salutaire sur les troubles profonds de la circulation, dont les os atteints d'ostéomyélite deviennent constamment le siège. Voici ce que dit M. Lannelongue à l'égard de ces troubles (*loc. cit.*, p. 565) :

Ces lésions d'ostéite raréfiante ou condensante peuvent exister non seulement au début du travail réparateur, mais plus tard sous l'influence de poussées nouvelles qui frappent l'os hypertrophié. Cet os, en effet, n'est pas un os normal, il est irrégulier, creusé de cavités, hérissé de saillies; *sa circulation est mal assurée, mal définie*, ses rapports sont changés . . . .
. . . . . . A l'état normal, la circulation osseuse est assurée par la disposition des canaux de Havers préexistants et par leurs anastomoses. *Dans le nouvel os, les vaisseaux sont de nouvelle formation comme l'os lui-même, ils se développent et se creusent des cavités par bourgeonnements. Ils viennent du périoste ou de l'os ancien sous forme d'anses vasculaires qui se créent des espaces dans le tissu osseux encore jeune et en voie de formation. Aussi sont-ils disposés avec la plus grande irrégularité; en un point, ils sont très nombreux, plus loin ils font presque défaut. Cette irrégularité dans la distribution des vaisseaux rend compte des troubles circulatoires, des poussées congestives et des inflammations secondaires qui donnent à la maladie une interminable durée.*

Quoi qu'il en soit, voici, en attendant mieux, le traitement que je prescris à mon petit malade. Je recommande de lui donner, chaque jour, quatre cachets Limousin contenant chacun 0,15 centigrammes de seigle ergoté, dont deux cachets à 6 et à 7 heures du matin, avant le premier repas, et deux à 6 et 7 heures du soir, le dernier devant être pris immédiatement avant le souper. Quinze jours plus tard, j'ai occasion de revoir l'enfant, en allant visiter de nouveau le même malade, et je suis tout étonné de constater chez lui un changement des plus frappants tant du côté de l'état général que de l'état local.

Non seulement ses forces se sont notablement relevées et sa physionomie a perdu cette expression de souffrance qu'elle reflétait auparavant, mais encore la flexion des genoux a un peu diminué, les mouvements articulaires sont devenus un peu moins douloureux et un peu plus faciles, et la pression exercée de chaque côté sur les condyles fémoraux y réveille une sensibilité beaucoup moins vive. Le petit malade peut marcher, quoique péniblement, en s'aidant de deux béquilles. Quant au volume des genoux, il n'a pas varié, au moins en apparence depuis mon premier examen. — Enhardi par ce commencement de succès, je prescris le même traitement sans interruption et aux mêmes doses, jusqu'à nouvel ordre. Sur ces entrefaites, ayant dû faire une longue absence, je n'entends plus parler de longtemps de cet enfant. J'apprends seulement un peu plus tard, par la rumeur publique, qu'il est en voie de guérison et qu'il marche même sans trop de difficultés, à l'aide d'une simple canne. Trois ou quatre mois plus tard, enfin, on m'assure de bonne source qu'il est complètement guéri et qu'il se livre à tous les exercices des enfants de son âge.

Mais, ne voulant pas m'en rapporter à ces renseignements de seconde main, si précis qu'ils fussent, j'ai fait prier les parents de vouloir bien faire venir un jour cet enfant à Pau, pour que je pusse m'assurer de son état par moi-même. Or ils n'ont pas tardé à accéder à ma demande et l'ont conduit chez moi, le 7 février 1881. Je n'ai jamais mieux compris que ce jour-là toutes les difficultés que l'on éprouve si souvent à croire au succès des autres. J'ai eu toute la peine du monde, en effet, à croire à celui que j'avais sous les yeux et dont j'avais été l'auteur presque inconscient; car je ne m'étais jamais flatté de l'espoir de l'obtenir aussi complet.

La physionomie de mon petit malade a tout à fait changé ; au lieu de ce petit être malingre et souffreteux qu'on m'avait présenté sept ou huit mois auparavant, je retrouve un enfant aux joues fraîches et aux chairs fermes, solidement établi sur ses jambes, ayant tout à fait l'aspect de la santé la plus complète. Mais, quand je veux examiner ses genoux, je suis véritablement émerveillé du changement qui s'y est opéré. Non seulement les deux articulations jouissent de toute la plénitude de leurs mouvements, mais elles ont repris leur forme tout à fait normale, et la pression même très forte n'y réveille en aucun point la plus légère sensibilité. La seule particularité qui me frappe, c'est qu'en palpant avec soin le condyle interne du fémur gauche, qui avait été le plus développé, je trouve que la surface de l'os y est légèrement rugueuse et parsemée çà et là de petites aspérités perceptibles au toucher seulement et que la vue ne distingue pas à travers les téguments. C'est à peine si, sur ce même condyle interne gauche, je puis remarquer une très légère tuméfaction de l'os, et encore je n'oserais pas affirmer qu'elle existe réellement, si peu le volume et la forme de ce condyle diffèrent de ceux du condyle interne du côté droit. Il n'existe pas la moindre trace de liquide dans les synoviales et les dépressions sus et sous-rotuliennes sont tout à fait normales. La circonférence des deux genoux, prise au niveau de la partie la plus saillante des condyles, le genou étant dans l'extension complète, mesure exactement de chaque côté 0,25 centimètres; dans cette position, le lien circulaire passe au niveau de l'angle inférieur de la rotule au point d'attache du ligament rotulien. Je regrette bien de n'avoir pas songé à prendre cette même mesure, lors de ma première visite au mois de juin dernier; je suis convaincu que la différence devait être considérable, à en juger par le volume véritablement énorme qu'avaient atteint en ce moment les deux articulations du genou.

J'omettais de dire que le traitement que j'avais prescrit n'a été suivi que pendant six ou sept semaines consécutives. Les parents l'ont, en effet, suspendu sans me consulter, quand ils ont vu que l'enfant avait recouvré avec l'usage de ses membres, tous les attributs de la santé et la plénitude de ses forces.

Je ne puis mieux comparer le changement qui s'est opéré dans ces lésions de l'ostéomyélite qu'à ce qu'on observe dans certaines exostoses syphilitiques anciennes après un traitement prolongé par l'iodure de potassium. Il n'est pas plus facile de comprendre d'un côté que de l'autre comment un os qui a subi de notables altérations de nutrition et conséquemment des déformations plus ou moins grandes, peut reprendre sa forme habituelle et revenir à son volume normal. Je dirai même plus ; c'est que, dans notre cas, on peut au moins trouver quelque raison de cette différence dans l'action que doit nécessairement exercer l'ergot de seigle sur les vaisseaux congestionnés des os affectés d'ostéomyélite.

J'ai observé tout récemment un cas de même nature, lequel, pour être moins remarquable que le précédent, n'en est pas moins digne d'intérêt. Il se rapporte à un jeune homme de 19 ans qui est venu passer son hiver à Pau, pour une tuberculose pulmonaire caractérisée par des craquements humides assez abondants et même quelques râles caverneux siégeant au sommet du poumon gauche, affection qui datait à peine de quatre ou cinq mois.

Peu de jours après son arrivée à Pau, c'est-à-dire vers les premiers jours de novembre 1880, ce jeune homme se plaint d'une douleur peu vive au genou gauche, mais qui cependant n'en occasionne pas moins une gêne assez marquée pendant la marche. Après avoir constaté un léger épanchement de synovie, je fais appliquer un large vésicatoire volant couvrant toute la face antérieure du genou, et la douleur a sensiblement diminué pendant deux semaines environ après cette application. Mais ce n'a été là qu'un répit de courte durée ; la marche est redevenue difficile et même impossible, l'épanchement de synovie n'a pas tardé à se reproduire, et il est survenu de plus un gonflement très marqué du condyle interne de ce genou. Le même état persiste et s'aggrave même de jour en jour jusqu'au 2 janvier suivant. Je constate en outre ce jour-là que la pression réveille sur toute cette partie de l'extrémité inférieure du genou une douleur beaucoup plus vive que celle qui y existait quelques jours auparavant. Il est encore facile de découvrir un léger œdème siégeant sur les téguments qui la recouvrent, et l'empreinte de la pulpe des doigts se dessine très nettement sur une grande étendue de la face postéro-interne du genou.

Je prescris le repos absolu et j'applique un bandage compressif, qui ne produisent aucune modification favorable dans
l'état local. Loin de là, je constate, le 10 janvier, que le condyle fémoral semble se tuméfier de plus en plus et devient
encore plus sensible à la pression. La température même se
montre plus élevée à la surface de la peau et le moindre mouvement devient extrêmement douloureux. Quant à l'état général, il empire de jour en jour ; l'appétit, déjà bien affaibli,
diminue de plus en plus ; un mouvement fébrile peu marqué
mais continu vient à se déclarer et redouble dans la nuit ; la
toux augmente et le sommeil se perd chaque jour davantage.

Très vivement préoccupé de cette situation, je fais part de
mes craintes au père de ce jeune homme, et ces craintes
étaient trop fondées pour qu'il ne les eût pas déjà pressenties
de son côté. Me rappelant alors le succès que j'avais obtenu
dans le cas précédent, et que je ne savais pas pourtant être aussi
complet qu'il l'était en réalité, je prescris à ce jeune homme
1 gramme de seigle ergoté par jour. — A prendre en quatre
cachets Limousin, à 7 et 8 heures du matin et à 5 et 6 heures
du soir, le dernier cachet devant être pris matin et soir immédiatement avant le repas correspondant. — Sous l'influence
de cette médication, une amélioration rapide ne tarde pas à
se déclarer, tant du côté de l'état général que de l'état local,
à tel point qu'au bout de dix jours, le genou avait recouvré
l'intégrité parfaite de ses mouvements et n'était plus le siège de
la moindre douleur à la pression : l'œdème local avait lui-même
disparu et il ne restait plus que la tuméfaction, toujours aussi
appréciable du condyle interne.

Je tiens dès lors à interrompre la médication pendant quelques jours, pour voir si les phénomènes inflammatoires ne
reparaîtraient pas, et je recommande expressément qu'on me
fasse prévenir à la moindre recrudescence appréciable du
mal. Je permets en attendant un peu d'exercice dans la chambre et même quelques sorties en voiture, s'il ne survient rien
de nouveau du côté du genou. Or, à mon grand étonnement,
aucune poussée congestive n'a reparu du côté du fémur, mal-

gré la cessation du traitement ; la marche est devenue facile, sans la moindre claudication et, comme dans le cas précédent, le gonflement de l'os a insensiblement disparu. Au bout de trois semaines d'expectation, la santé générale semble décliner de nouveau et la toux, longtemps améliorée, subit une recrudescence nouvelle, sans qu'aucune modification nouvelle se produise du côté du genou. Cette fois, c'est le père lui-même qui, après avoir été témoin de l'amélioration qu'avaient subie les accidents pulmonaires après l'administration du seigle ergoté, est venu me demander de revenir à cette médication. J'ai prescrit dès lors, à partir du 10 février suivant, quatre cachets par jour de 0,25 centigrammes chacun aux mêmes heures que précédemment. Je signalerai même cette particularité, que je voulais me borner, en commençant, à donner 0,50 centigrammes de médicament, au lieu de 1 gramme ; c'est encore sur l'insistance du père de ce jeune homme que j'ai laissé administrer cette dernière dose dont il avait déjà constaté les bons effets. Or ce traitement a été ainsi continué pendant plusieurs semaines consécutives, et l'état du genou est toujours resté des plus satisfaisants. Quant aux phénomènes stéthoscopiques du côté du sommet affecté, ils ne se sont guère modifiés ; mais la lésion pulmonaire ne s'est pas étendue jusqu'à ce jour (26 mars).

Deux ou trois mois plus tard, ce malheureux jeune homme a succombé, dans son pays, aux progrès de sa tuberculose pulmonaire.

Il a donc suffi, dans ce cas, de dix jours de traitement par le seigle ergoté, à la dose de 1 gramme par jour, pour voir se dissiper entièrement ces accidents d'ostéomyélite, sinon encore bien graves, du moins très menaçants. En rapprochant ce cas du cas précédent, il me paraît difficile qu'on ne puisse trouver dans cette amélioration rapide qu'un simple jeu du hasard *ou le fait d'une pure* coïncidence.

2° *Bulletin général de thérapeutique médicale et chirurgicale.* N° du 30 mars 1881. *Note sur une mixture exhilarante,* par le docteur Luton (de Reims), page 254 :

Une femme de soixante-deux ans, placée à l'infirmerie de la maison de retraite, à Reims, prenait de l'ergot de seigle, sous forme de teinture, pour une *arthrite subaiguë du genou droit*; lorsque, craignant une transformation mauvaise de cette affection, nous avons cru devoir renforcer l'action du premier médicament, en lui adjoignant une certaine quantité de phosphate de soude, qui, dans notre pratique, remplace toutes les préparations phosphorées plus ou moins vantées. On administra ainsi, dans environ un quart de verre d'eau sucrée, une cuillerée à café de teinture d'ergot de seigle, et une cuillerée à bouche d'une solution de phosphate de soude ordinaire, au dixième.

L'étonnement fut grand, lorsque, au bout de trois quarts d'heure à peu près, il se produisit chez la malade, sans aucun motif, une explosion de rire aux grands éclats, qui pendant plus d'une demi-heure ne s'arrêta guère, et revint par accès très rapprochés. Ce rire semblait s'associer à des pensées gaies, et trahir une sorte d'ivresse; et même, lorsqu'il fut apaisé, la personne en cause conserva pendant longtemps encore de l'entrain et de la bonne humeur.

N'ayant pas été témoin de ces curieux phénomènes, et les conséquences n'en ayant été que bonnes pour la malade, nous la soumîmes à une seconde épreuve, qui fut suivie des mêmes résultats. Une troisième fois, il en fut de même; et nous ne nous arrêtâmes que pour ne pas fatiguer cette dame. Disons, en terminant, *qu'elle finit par guérir parfaitement de cette grave arthropathie pour laquelle elle était en traitement.*

76. — 1° *Revue des sciences médicales*, t. III, 1874. *Injections d'acide phénique dans les tissus pour combattre l'inflammation,* par C. Hüter, p. 782 :

Voici la méthode de l'auteur : il injecte deux fois, coup sur coup, le contenu d'une seringue de Pravaz (capacité 0 gr. 9 décigr.), d'une solution d'acide phénique à 2 0/0, c'est-à-dire moins de 0 gr. 02 de cette substance. Jamais il n'a vu se produire la moindre trace d'intoxication. Hüter n'a pas dépassé cette dose, et, quand il était nécessaire de continuer, il ne faisait pas de nouvelle injection avant le lendemain ou le surlendemain. Il n'y avait pas d'accidents locaux; dans aucun cas, il ne s'est produit de douleur ni d'inflammation au niveau de la piqûre.

L'action a été dans presque tous les cas surprenante.

Voici le résumé de quelques-uns des faits dans lesquels Hüter a employé ce moyen :

Dans la *tumeur blanche du genou;* injection à la partie centrale de l'articulation, de manière que la canule touche le cartilage. *Cessa-*

tion de la douleur, disparition des exaspérations vespérales de la température, et surtout *diminution rapide du gonflement*. Dans les cas chroniques, répéter l'injection tous les deux ou trois jours.

H. CHOUPPE.

2° Voir encore sur le même sujet l'analyse d'un travail de Hüter dans *Revue des sciences médicales*, t. VI, 1875, p. 321.

Dans ce cas encore, quoique le mot d'ostéomyélite ne soit pas prononcé, il est bien évident que le titre seul de *tumeur blanche* rend indubitable l'existence d'une ostéomyélite primitive ou secondaire des extrémités articulaires.

Le seigle ergoté porté *par la circulation générale* et l'acide phénique *introduit localement dans les tissus malades* agissent donc de la même façon.

77. — Quoique l'indication suivante ne soit ni assez explicite ni assez précise pour qu'on puisse la rapporter au traitement de l'ostéomyélite, je crois devoir la mentionner cependant, en raison de l'influence médicamenteuse qu'elle signale sur un mode particulier de tuméfaction du tissu osseux.

Nouveau Dictionnaire de médecine et de chirurgie pratique, t. XII, Article *Électricité thérapeutique*, par JACCOUD, p. 528 :

Je signalerai enfin, en terminant, les applications de l'électricité à la *résolution des gonflements articulaires des nodosités osseuses*; c'est surtout dans le *rhumatisme chronique* à forme noueuse que ce traitement est indiqué; d'après ce que j'ai vu, il a toujours pour effet de calmer les douleurs, alors même qu'il ne modifie pas la lésion de la jointure...

78. — *Loc. cit.*, article *Créosote* (*Emploi médical*), par ERNEST LABBÉE, p. 105 :

L'eau créosotée a été utilisée avec avantage contre ces divers accidents (*plaies simples ou compliquées de lésions osseuses, brûlures, etc.*). Elle a servi à arroser les plaies récentes pour tarir l'écoulement du sang et faciliter la cicatrisation; à injecter les trajets fistuleux simples ou compliqués de lésions osseuses : carie ou nécrose, etc.

79. — TROUSSEAU préconise les préparations de quinquina et en particulier la quinine dans le traitement de la diphthérite (*Clinique médicale de l'Hôtel-Dieu* de Paris, 1861, t. I, p. 413).

80. — LABADIE-LAGRAVE, *loc. cit.*, p. 89 :

Le docteur Harder, de Saint-Pétersbourg, un des premiers qui ait expérimenté l'eau froide dans le traitement de cette terrible maladie (le croup), en parle avec beaucoup de louanges.

Page 90 :

Harder n'a pas manqué d'imitateurs en Allemagne : Müller, Aberle, Bambach, Düsterberg, Hergst, Ulrich, le professeur Eck, Landa, Fischer, Hanner, ont publié des observations de croup guéri par l'eau froide.

Page 92 :

En France, ces sortes de pratique sont, en général, fort peu goûtées. On trouve pourtant cités dans le travail de Lacorbière des cas où le froid a été employé avec avantage dans le traitement de l'angine diphthéritique. . . . .
. . . . . . Le Dr Honoré Lacaze, qui exerçait à la Réunion, a publié dans l'*Union médicale*, du 2 juillet 1864, plusieurs cas d'angine diphthéritique où la guérison fut obtenue à l'aide de gargarismes et de boissons glacées. Enfin, le Dr Clochard a publié de son côté, dans l'*Abeille médicale*, cinq cas d'angine pseudo-membraneuse traités par la glace avec un succès rapide et complet.

81. — Le motif qui m'a déterminé à donner du seigle ergoté est des plus simples. Sachant d'une part combien il importe, dans cette grave affection, de relever les fonctions digestives qui sont le plus souvent languissantes, connaissant d'autre part la rapidité avec laquelle de faibles doses de cet agent stimulent d'ordinaire l'appétit, je n'ai eu d'autre but, en administrant ce médicament, que de maintenir autant que possible l'intégrité de la nutrition chez mes petits malades.

J'ai eu heureusement, en raison de l'extrême rareté de la diphthérite dans notre pays, très peu d'occasions d'y avoir recours.

La première fois que je l'ai employé, il y a environ deux ans, je me trouvais dans le plus cruel embarras. M'étant rendu près d'un de mes proches parents qui venait de perdre coup sur coup deux enfants du croup, j'examine la gorge du troisième et dernier enfant survivant âgé de trois ans, et j'aperçois avec horreur un commencement de plaque diphthéritique sur l'une des amygdales, l'enfant étant d'ailleurs très gai et ayant toutes les apparences d'une excellente santé. Mais le plus jeune de ses frères en avait encore moins cinq jours auparavant et il venait à peine d'être enterré, quand j'ai fait cette triste constatation.

Je n'ai pas hésité un seul instant : malgré le froid et la distance, j'ai fait partir l'enfant pour Pau le jour même avec ses parents, et je l'ai placé dans une villa bien isolée et assez distante de la ville, pour prévenir tout danger de contagion. — Je savais déjà qu'on avait à peu près renoncé à Paris, dans les hôpitaux spéciaux, aux cautérisations par le nitrate d'argent si longtemps préconisées par Trousseau, et que, sans s'occuper d'un traitement local de l'angine diphthéritique, si pénible pour les petits malades, on s'attachait uniquement à prescrire quelques toniques pour relever les forces et maintenir la nutrition aussi intacte que possible. Aussi ai-je fait choix du seigle ergoté, dont je connaissais bien, pour l'avoir très souvent observée, l'action rapidement stimulante qu'il exerçait sur l'appétit. J'ai donc prescrit le sirop suivant :

Pr. Seigle ergoté finement pulvérisé.. . . . 1 gr.
Sirop de gomme. . . . . 100 gr.
M. A prendre une cuillerée à café matin et soir.

Dès le soir même de son arrivée à Pau, l'enfant a pris une cuillerée à café de ce sirop. Je suis allé le visiter deux fois par jour et, chaque fois, j'ai examiné la gorge avec le plus grand soin. Or, le lendemain du jour où il est arrivé à Pau, j'ai constaté que l'éruption diphthéritique s'était étendue aux deux amygdales. Cependant l'enfant a toujours conservé sa gaieté, et ce n'est que les deux ou trois premiers jours que l'appétit avait légèrement diminué. Quant aux fausses membranes tonsillaires, loin d'augmenter et de se propager au pharynx, elles ont rapidement diminué d'étendue et d'épaisseur, au point qu'il n'en restait plus la moindre trace à la fin de la première semaine de traitement. Néanmoins, j'ai gardé le petit malade en observation pendant un mois. J'ai remarqué chez lui, comme chez tant d'autres malades, une stimulation très marquée de l'appétit sous l'influence de cette médication et, pour plus de sûreté, j'ai continué le traitement pendant dix ou douze jours après la disparition complète des fausses membranes de la gorge. L'enfant a pris une cuillerée à café de sirop, matin et soir pendant dix-huit ou vingt jours consécutifs.

Dans un autre cas, j'avais affaire encore à une angine couenneuse diphthéritique bien avérée chez la petite fille d'un de mes bons amis, laquelle était âgée de deux ans et demi. Chez cette enfant, les fausses membranes s'étaient développées plus rapidement que dans le cas précédent, et l'enfant, qui avait eu de la fièvre comme phénomène initial de son mal, avait complètement perdu l'appétit. Or, après deux jours de la même médication par le seigle ergoté, l'enfant a commencé à prendre volontiers des aliments, les fausses membranes ont disparu après six jours de traitement, et le rétablissement complet s'est produit dans l'espace de huit à dix jours.

Je dois ajouter, pour ne rien omettre de la vérité, que je n'ai pas été aussi heureux dans un cas que j'ai observé tout récemment chez un enfant de cinq ans, qui a succombé au croup. Il est vrai que, lorsque j'ai institué la médication par le seigle ergoté, *le larynx était déjà envahi par les fausses membranes.* Deux jours après, j'ai dû pratiquer la trachéotomie, et le pauvre enfant a succombé entre mes mains, peu d'instants après l'introduction de la canule dans la trachée, bien qu'il ait respiré à trois ou quatre reprises différentes. Je ne puis attribuer cette mort rapide qu'au refoulement des fausses membranes épaisses dans la partie inférieure de la trachée; car, l'asphyxie étant loin de paraître imminente au moment où j'ai pratiqué l'opération, celle-ci a été relativement assez courte et la perte de sang a été insignifiante.

82. — 1° *Revue des sciences médicales*, t. VI, 1875, p. 244 :

Il (Fontheim) substitua à ces substances (alun ou acide phénique) l'acide salicylique, et traita par cette nouvelle méthode 32 cas de diphthérie. La maladie dura 8 jours au *maximum*, 3 à 4 jours au *minimum.* Sa durée fut donc notablement abrégée : l'acide salicylique peut même être regardé comme un agent prophylactique. Employé dans des familles nombreuses, dans lesquelles un enfant était atteint de diphthérie, il a empêché la propagation aux autres.

E. HARDY.

2° WAGNER, *id.*, p. 244 :

Dans la diphthérie, il (l'acide salicylique) se comporte comme un agent thérapeutique puissant et abrège beaucoup la durée de la maladie.   E. HARDY.

3° *Id.*, t. VII, 1876, p. 556 :

Les observations cliniques de l'auteur (L. Letzerich) et ses expériences sur les animaux lui ont démontré que l'acide salicylique constitue un médicament très actif dans le traitement de la diphthérie ; mais que la manière de l'administrer n'est pas indifférente.

83. — *Sur plusieurs cas de guérison d'angine diphthéritique et de croup chez les enfants. Bulletin général de Thérapeutique,* n° du 30 janvier 1881, par M. le Dr BONAMY (de Nantes), page 70 et suivantes.

L'auteur cite cinq observations dans lesquelles il a employé avec succès le sirop phéniqué de Vial. Il est vrai que d'autres moyens ont été employés simultanément, ce qui ne permet pas de faire exactement la part de ce qui revient à l'action de l'acide phénique.

84. — Voir les faits recueillis dans un excellent mémoire de M. PEYRAUD (de Libourne), intitulé : *Du traitement de la diphthérite par les applications locales de bromure de potassium pur.* (Extrait du *Bulletin de la Société de thérapeutique*, 1880).

Note commune aux numéros **85, 86, 87, 89** *et* **90.** — 1° JACCOUD, *Traité de pathologie interne*, t. I , p. 673. — Paris, 1870.

. . . . . Bien des agents ont été essayés, les seuls qui aient donné quelque résultat notable sont le *bromure de potassium, l'arsenic* et le *sulfate de quinine ;* l'usage prolongé de ce dernier, à la dose quotidienne de 60 à 80 centigr., a amené une guérison complète dans des cas très sérieux (Friedreich). En même temps que ces médications internes, on peut employer les applications locales de glace et les douches froides. . . . La notion pathogénique fait présumer qu'on obtiendrait de bons effets en excitant le sympathique cervical par le courant constant ; deux observations, l'une de

Van Busch, et l'autre d'Eulenburg et Guttmann, justifient cette présomption.

2° *Du froid en thérapeutique,* par le Dr F. LABADIE-LAGRAVE, Paris, 1878, p. 217 :

Le goître exophthalmique est certainement une des maladies dans lesquelles l'efficacité de l'hydrothérapie est la moins contestée. Les observations publiées par les hydrothérapistes en font foi.

88. — J'avais déjà constaté les bons effets du seigle ergoté dans un cas de goître exophthalmique que j'ai publié (*Recherches sur les propriétés thérapeutiques du seigle ergoté,* p. 194). Or, depuis cette époque (1872), j'ai soumis quatre nouveaux malades à la même médication, et chez tous, j'ai constaté une amélioration rapide de la triade symptomatique de la maladie de Graves. Deux d'entre eux, que j'ai pu suivre, ont guéri complètement après un très long traitement (de 6 à 8 mois) ; j'avais le soin seulement d'interrompre celui-ci de loin en loin, pendant huit ou quinze jours. Les doses du médicament doivent être dans ces cas assez fortes et assez prolongées. C'est ainsi qu'elles n'ont jamais été moindres de 1 gramme, et que je les ai portées à 2 gr. 50 et même 3 grammes par jour dans quelques cas. Je commence toujours par des doses relativement faibles (1 gramme par exemple en 4 doses par jour) ; puis, j'augmente progressivement les doses, s'il y a lieu, et en me guidant toujours sur les effets obtenus. J'ai donné à l'une de mes malades 2 grammes par jour pendant quatre mois consécutifs, et jamais je n'ai observé le moindre trouble qui pût être rapporté à la médication. Loin de là, lorsque j'essayais de temps en temps de diminuer la dose pendant deux ou trois jours, la malade ressentait un léger retour des symptômes de son mal, et surtout un redoublement marqué des battements du cœur. Dans les deux cas, où j'ai obtenu une guérison assez durable, puisqu'elle ne s'est pas démentie depuis deux ou trois ans, j'ai donné des doses progressivement décroissantes à partir du moment où j'ai constaté les signes d'une guérison à peu près complète. Le traitement a été ainsi prolongé pendant deux ou trois mois au delà de ce terme.

91. — BRIQUET, *loc. cit.*, p. 484 et suivantes :

Je ne connais guère que trois espèces d'inflammations dans lesquelles cette médication ait réussi d'une manière indubitable.

La première se compose des irritations et des phlegmasies des organes encéphaliques :

La seconde. . . . . se compose de quelques maladies du cœur.

La troisième comprend les phlegmasies chroniques de la membrane muqueuse des voies urinaires.

92. — LABADIE-LAGRAVE, *loc. cit.*, p. 214 :

Affections cardiaques. . . . .

. . . . . Un des maîtres les plus distingués de notre Faculté, M. le professeur Peter, s'est entièrement rallié à la pratique de Fleury. C'est contre les accidents de la troisième période des affections cardiaques que l'hydrothérapie doit être dirigée. L'eau froide agit surtout en pareil cas en qualité de reconstituant.

Page 215 :

Un médecin très distingué de Vienne, le D\u02b3 Winternitz, que nous avons plusieurs fois eu l'occasion de citer dans le cours de ce travail, a également eu recours à l'hydrothérapie dans le traitement des affections cardiaques. Partant de ce point que les applications réfrigérantes à la surface du corps ont pour effet d'élever la pression intra-artérielle, il explique ainsi la diurèse, la disparition des hydropisies et de l'albuminurie, obtenues chez les cardiaques à l'aide des applications extérieures du froid.

93. — *Recherches sur les propriétés du seigle ergoté*, par G. SÉE, p. 36 :

D'après cela, on peut croire que quand l'ergotine ne produit qu'une sédation incomplète (dans les maladies du cœur), la digitale échoue d'une manière plus marquée encore ; l'une pourra donc remplacer l'autre avec quelque avantage, principalement quand il s'agira de produire une action forte et instantanée ; mais, d'un autre côté, elle serait entièrement contre-indiquée s'il fallait déterminer une action durable ; car l'économie s'y habitue facilement si on n'augmente pas rapidement les doses, tandis que l'effet produit par la digitale persiste beaucoup plus longtemps.

Page 47 :

. . . . . . Dans l'état pathologique, l'action du seigle sur les lésions du cœur n'est jamais que passagère, et insuffisante pour produire une sédation de quelque utilité.

94. — TROUSSEAU ET PIDOUX, *loc. cit.*, édition C. PAUL, Paris, 1877, t. II, p. 1092 :

M. le professeur Bouillaud regarde'depuis bien longtemps la digitale comme le quinquina du cœur. Cette manière de voir vient de recevoir un nouvel appui des travaux les plus récents. Ainsi que M. Ferrand, nous avons tiré de l'examen du pouls au sphygmographe cette conclusion que, dans le cas d'asystolie, la digitale augmente la tension vasculaire.

95. — *Loc. cit.*, édition C. PAUL, t. II, p. 1159 :

M. Gubler a trouvé dans le bromure, qui diminue si notablement l'énergie circulatoire, un médicament très précieux contre l'hypertrophie cardiaque et la congestion cérébrale.

Loc. cit., p. 1143 :

D'autre part, le *bromure de potassium* est un *sédatif de la circulation et de la calorification; il ralentit la circulation* et produit un resserrement général des vaisseaux, et par suite des sensations de défaillance soit locales, soit générales, qui sont, pour ainsi dire, des demi-syncopes locales.

96. — *Loc. cit.*, édition C. PAUL, t. II, p. 1177 :

M. le Dr Bitot, professeur à l'École de médecine de Bordeaux, a employé, dans ces dernières années, la vératrine pour combattre les palpitations nerveuses, et même l'hypertrophie du cœur chez des malades qui en étaient arrivés à l'œdème des membres inférieurs. Il a pu constater plusieurs fois un soulagement très rapide, alors même que la digitale avait échoué. Il ordonnait à ses malades une potion ainsi composée :

Eau distillée.	100 gr.
Vératrine.	0,05 centigr.
Alcool	Q. S.
Sirop de fleurs d'oranger.	60 gr.

A prendre par cuillerées à café toutes les heures.

Cette potion ayant l'inconvénient de déterminer une sensation de chaleur âcre à la gorge et jusque dans l'œsophage, M. Bitot l'a rem-

placée par des granules de vératrine dosés à un milligramme, à la
dose de trois par jour d'abord, puis en augmentant progressivement,
selon la tolérance, jusqu'à 8 et 10 par jour.

97. — 1° *Revue des Sciences médicales,* t. XIII, 1879. *Injections d'acide phénique contre le prurigo,* par L. FLEISCHMANN (de Vienne), p. 147 :

L'auteur vante beaucoup contre le prurigo l'emploi d'injections sous-cutanées d'une solution à 2 0/0 d'acide phénique. Au début, il injecte sous la peau la moitié, plus tard la totalité du contenu d'une seringue de Pravaz, de dimensions ordinaires. Les injections sont pratiquées aux points de la peau où les démangeaisons sont les plus vives. Leur nombre doit être réglé sur la gravité du mal et en particulier sur l'intensité des démangeaisons.

Dans les cas cités par Fleischmann, le nombre total des injections varia de 3 à 15 ; il pratiquait en moyenne une injection tous les deux ou trois jours. Le soulagement, suivi plus tard d'une guérison parfaite, ne se fit jamais attendre bien longtemps. Dans aucun cas, l'auteur n'a vu des abcès se développer au niveau des piqûres.

F. LABADIE-LAGRAVE.

2° L'acide phénique avait été également prescrit à l'intérieur par E. Guentz (de Dresde) contre le prurigo, où il a donné « un succès complet et durable dans plusieurs cas ». Voir *Revue des Sciences médicales,* t. I, 1873, p. 807.

L'acide phénique a été encore employé contre l'eczéma chronique et le psoriasis par Berndgen. Voir *Revue des Sciences médicales,* t. VII, 1876, p. 641.

98. — *Union médicale,* 3ᵉ série, t. XXV, 1878. —*Revue de thérapeutique chirurgicale,* par M. le Dʳ GILLETTE, p. 344 :

Le bromure de potassium s'emploie, comme on sait, presque exclusivement à l'intérieur. Cependant MM. Ferrand et N. Gueneau de Mussy l'utilisent, le premier, en *glycérolé* pour combattre les spasmes locaux ; le second, en pommade contre le prurit. M. Peyraud . . . . . a également utilisé cet agent dans diverses affections cutanées, telles que l'eczéma chronique, le pityriasis et l'acné, dans la stomatite ulcéreuse et d'autres ulcérations phagédéniques.

99. — *Revue des Sciences médicales. Journal de* M. HAYEM, t. I, 1873, p. 241, 242 :

Bear et Mann ont appliqué avec succès la galvanisation centrale seule au traitement de diverses affections de la peau,
telles que l'eczéma, l'acné, l'urticaire, etc.

Page 242 :

Le D* Bear indique plus loin *l'heureuse influence* de la faradisation générale *sur la nutrition* chez les enfants débiles et cachectiques,
et signale une expérience faite sur quatre chiens d'une même portée
parmi lesquels *deux, soumis à la fadarisation* générale, sont devenus
plus gros et plus vigoureux que les deux autres, nourris d'ailleurs de
la même manière.

100. — Voir la note 28.

101. — Voir la note 29.

102. — *Union médicale,* 3° série, t. XIV, 1872. *Revue de
thérapeutique,* par M. GUSTAVE DE BEAUVAIS, p. 779 :

En attribuant au seigle ergoté le pouvoir de produire une contraction des vaisseaux du cerveau et de modifier ainsi l'activité fonctionnelle de cet organe, M. Crichton-Brown, médecin directeur de
l'asile des aliénés de West-riding, l'a employé avec succès dans certaines affections mentales. Telles sont la manie intermittente, dont
il rapporte deux observations ; la manie chronique avec intervalles
lucides, dont il relate trois exemples, et la manie épileptique, démontrée par quatre cas. Chez ces dix maniaques, le calme fut obtenu dès
les premières doses et bien plus rapidement que par les autres sédatifs. C'est donc à ne pas douter de son action. . . . .
. . . .
Un nouveau succès remarquable, obtenu à l'institution de Cotton-
Hill par M. Yeats, vient confirmer l'efficacité de ce médicament
contre l'épilepsie maniaque. Un homme de 38 ans en était atteint
depuis plus de vingt ans, et avait été soumis vainement à tous
les moyens ordinaires, même le bromure d'ammonium, lorsqu'au
mois de novembre 1871, ayant une attaque des plus violentes toutes
les dix à douze semaines, l'extrait liquide de seigle ergoté fut expérimenté. C'était le 6 décembre, après deux accès consécutifs. Dès le
lendemain, le calme était revenu contre l'habitude, de 108 le pouls
était tombé à 88, et la température de 99 à 98 degrés Fahrenheit. La
dose de 2 grammes, trois fois par jour, fut continuée pendant deux
jours et réduite ensuite à 40 minims et bientôt cessée, le malade

étant tranquille et obéissant. Quelques symptômes d'excitation ayant reparu trois semaines après, on redonna le seigle ergoté et, dès la seconde dose, ils étaient dissipés. De même, au milieu de janvier 1872, et chaque fois que des phénomènes d'excitation se sont manifestés, ceux-ci ont diminué d'ailleurs graduellement, et ce malade est devenu tranquille, ordonné, très obéissant et plus propre dans sa tenue. Il parle et retrouve ses expressions primitives, se tient en société et peut ainsi recourir à son calmant ordinaire dès que la moindre excitation apparaît (*Med. Times*, juillet). *La propriété sédative du seigle ergoté* semble donc bien démontrée par cet exemple remarquable.

103. — Article *Épilepsie* du *Nouveau Dictionnaire de médecine et de chirurgie pratique* de JACCOUD, par M. VOISIN, t. XIII, p. 644 :

L'électricité à *courant constant* rend quelques services dans le traitement de l'épilepsie, par l'action calmante qu'elle peut exercer sur les nerfs périphériques et sur les centres nerveux. Le courant constant affaiblit et épuise l'excitabilité pathologiquement accrue de la moelle. Des expériences ont en effet montré que, dans l'intervalle de la fermeture et de l'ouverture du circuit parcouru par un courant galvanique fort, l'excitabilité de la moelle est à ce point anéantie, qu'aucune excitation portée sur elle ne détermine de contraction musculaire (Jaccoud).

Ce mode d'emploi de l'électricité, et son application au traitement des névroses, est surtout connu par les travaux de Remak, de Benedikt, de Fieber; il n'a guère été employé en France, au moins à ma connaissance, pour le traitement de l'épilepsie. Quant à moi, j'ai commencé à en faire usage depuis que j'ai vu mettre en pratique l'électrothérapie à Vienne, et je suis arrivé aux résultats suivants :

Le courant constant supprime avec une grande rapidité les points d'hyperesthésie cutanée et musculaire, que présentent si souvent les épileptiques et qui jouent si fréquemment un rôle important dans leur maladie.

Ce n'est pas en agissant directement sur les ganglions supérieurs du grand sympathique au cou, ainsi que l'ont fait Benedikt et Fieber, que l'on peut espérer agir dans l'épilepsie; aussi il ne faut pas s'étonner de voir Benedikt signaler l'inutilité de l'électricité dans l'épilepsie; c'est sur le bulbe, en effet, que l'on doit agir directement et non pas sur le grand sympathique; pour cela, j'ai suivi les indications données par Ludwig Türck, et je suis arrivé, après bien des tâtonnements, à découvrir certains points où l'on doit appliquer les excitations de la pile électrique pour faire passer un courant par le bulbe. Ainsi, par exemple, j'ai observé qu'un excitateur placé sur certains points de la poitrine et un deuxième posé sur la face ou sur la langue en arrière du V, ou au menton, ont produit des phénomènes très significatifs qui prouvent que le courant passe par le bulbe.

La recherche de ces cercles que l'on peut faire parcourir au courant constant, amènera, d'après ce que j'ai déjà observé, des résultats d'une certaine importance; toujours est-il que les malades ainsi traités guérissent ou s'améliorent, alors même que leur affection avait résisté à d'autres traitements.

Fieber a remarqué que les courants constants étaient utiles dans les cas d'épilepsie vaso-motrice, dans celui de mal comitial lié à de la dysménorrhée, ou à de l'aménorrhée, et dans l'épilepsie réflexe, mais à la condition d'appliquer directement le pôle positif sur le point de la périphérie que l'on suppose être le point de départ de la convulsion, ou sur l'utérus. Pour Remak et Fieber, les courants constants interrompus sont utiles dans le cas où l'épilepsie est accompagnée d'hyperesthésie.

Toute espèce d'électricité autre que celle à courant constant obtenue par des piles dites de Remak doit être proscrite : elle est au moins inutile.

Je n'ai jamais vu obtenir aucun résultat avec *la brosse* dite *électrique,* avec les *ceintures électriques,* avec les courants d'induction.

104. — *Loc. cit., Dictionnaire* de DECHAMBRE, article *Colchique (d'automne)*, par M. DELIOUX DE SAVIGNAC, p. 743 :

Rousset de Vallière a rapporté un cas intéressant d'épilepsie, survenue chez un goutteux après la cessation des attaques de goutte, et persistant depuis dix ans, laquelle disparut complètement par un traitement uniquement basé sur l'emploi de la teinture de semences de colchique d'abord et ensuite du vin d'Anduran.

En admettant que cette guérison soit réellement le résultat de l'administration du colchique, doit-on considérer l'action de ce dernier médicament comme une action spécifique? Je ne le crois pas pour ma part, et je suis convaincu que le même résultat favorable aurait été produit par l'électricité et surtout par le bromure de potassium.

105. — Deux raisons principales m'ont conduit à l'idée d'administrer le seigle ergoté dans la dyspepsie. La première provenait de l'influence si rapidement favorable que j'avais vu exercer par cet agent sur les fonctions digestives languissantes chez les malades atteints d'une phthisie commençante. La seconde, qui a été véritablement déterminante pour moi, m'a été suggérée par la lecture des belles recherches de mon excellent ami M. Leven sur la dyspepsie (*Traitement des maladies de l'estomac*, Paris, 1879) :

> Toutes les fois, dit-il, p. 205, que *la muqueuse de l'estomac* est *congestionnée au delà du degré physiologique et reste congestionnée*, il se produit un certain nombre de symptômes, gonflement de la région stomacale, sensation de gêne et de pesanteur, crampes, brûlures, excrétion d'eau, gaz, etc. Ce sont là les signes locaux qui accusent *la congestion excessive de la muqueuse*.
>
> L'ensemble de ces signes constitue ce que l'on appelle la *dyspepsie*.

En rapprochant des données précédentes les notions admises par tout le monde et confirmées expérimentalement par les consciencieuses recherches de Holmes (*Études expérimentales sur le mode d'action de l'ergot de seigle.* — *Thèse inaugurale*, Paris, 1870) sur la propriété que possède l'ergot de seigle, de faire contracter les petits vaisseaux à tunique musculaire (voyez p. 92), il me paraissait on ne peut plus rationnel d'employer ce médicament dans la dyspepsie.

Or voici dans quelle circonstance critique j'ai été conduit pour la première fois à me livrer à cette tentative :

Le 18 novembre dernier (1880), je suis consulté par une dame, âgée de 36 ans, et dont la physionomie triste et languissante révèle de prime abord cette sorte d'anémie cachectique qui n'appartient guère qu'aux organismes épuisés par de longues souffrances. Je ne saurais mieux la peindre en quelques mots qu'en disant *qu'elle fait pitié à voir*.

Dans un court historique qu'elle me donne de son mal, elle m'apprend que depuis deux ans, époque où sa santé, autrefois florissante, a commencé à se déranger, elle n'a pour ainsi dire pas discontinué d'éprouver de vives douleurs à l'estomac. Celles-ci se faisaient sentir surtout au creux épigastrique, généralement gonflé, et redoublaient après l'ingestion des ali-

ments : elles s'accompagnaient au début de simples éructa-
tions et d'une salivation abondante, et, beaucoup plus tard, il
y a un an environ, de vomissements fréquents d'une très
grande quantité d'un liquide de saveur acide ou salée. —
L'appétit, d'abord conservé, avait diminué graduellement
pour disparaître tout à fait : il y a toujours eu une constipation des plus opiniâtres. Depuis plus d'un an, notre malade
n'a pu manger ni pain ni viande d'aucune sorte ; il y a six
mois environ, elle a été mise au régime lacté exclusif, lequel
a produit un léger soulagement temporaire, mais a été de
moins en moins bien supporté. C'est ainsi que d'*un litre et demi*,
quantité maximum qu'elle buvait et conservait au début, elle
en était réduite, depuis deux ou trois semaines, à ne plus
prendre qu'un demi-litre par jour, et encore le rejetait-elle
en partie. Les règles ont cessé de paraître depuis six mois.

En proie à d'interminables souffrances, elle avait presque
complètement perdu le sommeil et était tombée dans le plus
profond découragement. L'amaigrissement n'avait fait qu'augmenter depuis le début de son mal, et il était d'autant plus
appréciable pour elle et pour tout son entourage, qu'elle était
douée autrefois d'un état d'embonpoint assez notable. C'est
ainsi qu'avant sa maladie elle pesait 80 kilogrammes, et qu'il
y a quinze jours environ, époque où elle s'était pesée pour la
dernière fois, elle n'avait plus que le poids de 44 kilogrammes.
Il me paraît inutile d'énumérer tous les traitements qu'elle a
suivis depuis deux ans : ils ont consisté principalement en
l'administration de fréquents purgatifs, de différents amers, de
rhubarbe, noix vomique, pepsine, charbon de Belloc, etc. Aucun de ces traitements n'a produit la moindre amélioration,
si ce n'est dans les premiers temps où il a été institué, le régime lacté dont j'ai déjà parlé.

Tel était le cas peu encourageant qui s'offrait à mon observation, le 18 novembre dernier. Si je n'avais pas depuis longtemps adopté cette règle invariable, de ne jamais abandonner
un malade, si grave que puisse être son état, j'avoue que je
me serais renfermé sans scrupule dans le quiétisme thérapeu-

9

tique le plus parfait. Car, d'un côté, je ne pouvais rien attendre des ressources ordinaires presque entièrement épuisées et,
d'un autre côté, je ne pouvais pas davantage, dans un cas
aussi ancien et aussi grave, fonder de bien brillantes espérances sur la médication par l'ergot de seigle, quelque rationnelle qu'elle pût me paraître.

Mais c'est justement dans les cas de ce genre que la conscience du médecin se trouve à l'aise pour chercher à obtenir le salut du malade par des combinaisons nouvelles, pourvu
que celles-ci reposent sur quelques analogies puisées dans
l'expérience antérieure. De semblables déterminations doivent être non seulement permises, mais je dirai même obli-
gatoires, lorsque le moyen thérapeutique auquel on veut
avoir recours est d'une complète innocuité.

C'est d'après ces considérations que j'ai prescrit à notre
malade 0,15 *centigrammes de seigle ergoté* par jour : à prendre
en trois cachets Limousin de 0,05 *centigrammes chacun*, seulement (je répète à dessein pour montrer que c'est bien cette
très petite dose que j'ai voulu donner) avant les trois principaux repas, ceux-ci devant consister d'abord en lait simplement, et un peu plus tard, s'il y a lieu, en lait, bouillon et
œufs ou une ou deux bouchées de viande rôtie, suivant qu'il
y ait ou non quelque amélioration obtenue. Or, au bout de
trois jours de ce traitement, les vomissements ont cessé, et le
lait a été parfaitement toléré, à la dose d'un litre par jour.
Dès la fin de la première semaine, la malade sentant revenir
son appétit, a non seulement pris une plus grande quantité
de lait; mais elle a pu supporter un peu de bouillon et prendre
chaque jour un œuf frais à la coque à peine cuit. Cette augmentation de régime n'a causé aucun malaise et les vomissements n'ont reparu qu'un seul jour (le dixième après le
début du traitement). — C'est au commencement de la troisième semaine qu'elle s'est résignée d'abord à mâcher un
peu de viande de mouton rôtie, puis à en avaler quelques
bouchées, sans pain. Or, l'ingestion de ces nouveaux aliments
ne lui causant aucune incommodité, elle a pris de jour en

jour un peu plus de viande rôtie, au point qu'après un mois
de traitement non interrompu (toujours à la dose quotidienne
de 0,15 centigrammes), elle a recouvré beaucoup d'appétit
et a pu prendre chaque jour, sans en être aucunement troublée, une, et quelquefois deux côtelettes de mouton rôties,
un œuf, du lait et du bouillon, et n'a jamais vomi la moindre
parcelle de ces divers aliments. — Je dois dire ici que, pour
instituer ce régime, je me suis constamment guidé sur les
indications tracées avec tant d'autorité par mon ami M. Leven,
dans l'excellent ouvrage que j'ai déjà cité (p. 416 et suivantes).

Un pareil changement n'a pas pu se produire sans influer
notablement sur la santé générale. Aussi, notre malade
a-t-elle pour ainsi dire changé à vue d'œil : la maigreur a diminué de jour en jour, les joues se sont de plus en plus colorées,
la physionomie a recouvré son expression habituelle. Ce n'est
pas une simple guérison, mais une sorte de résurrection qui
s'est opérée chez elle en peu de jours, et toutes les personnes
qui la connaissaient en ont été vivement frappées, comme je
l'ai été moi-même ; car je ne pouvais pas m'attendre, je l'ai
déjà dit, à un pareil changement et surtout à une rapidité
aussi grande dans la guérison. Les règles ont reparu en petite
quantité, le 18 décembre suivant, un mois exactement après
le début du traitement, et se sont montrées plus abondantes
les mois suivants, au fur et à mesure que les forces revenaient.

Sachant, comme je l'ai déjà dit, que la malade s'était fait
peser peu de temps avant le début du traitement par l'ergot
de seigle, je l'ai fait peser de nouveau, au bout d'un mois,
c'est-à-dire le 18 décembre. Or elle pesait ce jour-là 48 kilog.,
c'est-à-dire qu'elle avait gagné 4 kilog. en un mois ou
133 grammes par jour environ. — Quoique l'augmentation de
poids ait continué à se produire dans la suite, elle a été beaucoup moins marquée, comme on pouvait s'y attendre. C'est
ainsi que, le 25 février suivant, elle pesait 51 kilog. L'augmen·
tation n'a donc été que de 3 kilog. (du 18 décembre 1880 au
25 février 1881) en 70 jours, ou d'environ 42 grammes par jour.

Quoiqu'une pareille guérison ne puisse pas être attribuée à

une simple coïncidence, le hasard ne pouvant pas opérer de pareils miracles, j'ai tenu à m'assurer de l'action réelle du seigle ergoté, en ayant soin de suspendre de temps à autre la médication. Or la malade n'a jamais pu en interrompre l'usage plus de deux jours de suite. Durant le premier jour d'interruption, elle n'éprouvait aucun malaise; mais, dès le second jour, elle ressentait des douleurs assez vives au creux épigastrique, était tourmentée par des gaz durant plusieurs heures après l'ingestion des aliments et était reprise de constipation. Elle n'a donc nullement tenté de prolonger l'essai et a bien vite repris le médicament qui a fait, chaque fois, disparaître immédiatement tous ces troubles.

A diverses reprises cependant, ceux-ci ont reparu pendant un ou deux jours, malgré la continuation du traitement; mais c'était toujours à la suite de quelque imprudence de régime et il lui suffisait de s'observer scrupuleusement dans le choix des aliments, pour se trouver débarrassée de ces incommodités passagères. J'ai essayé, dans le courant du second mois de traitement, alors que l'estomac semblait avoir repris son fonctionnement régulier, d'augmenter très légèrement la dose de seigle ergoté, de porter celle-ci de 0,15 à 0,20 centigrammes par jour, et je n'ai eu qu'à me louer de ce changement. J'ai cru remarquer, en effet, que l'amélioration déjà obtenue a progressé depuis ce moment avec plus de rapidité. L'embonpoint et les forces ont augmenté notablement avec le retour de la santé; l'état d'esprit surtout est devenu méconnaissable, et au lieu de cette tristesse mortelle qui m'avait tant frappé lors de ma première visite, on voyait peinte sur ses traits cette joie qu'on a de la peine à dissimuler quand on retrouve la vie qui s'enfuyait.

Il est arrivé, dans la suite, ce que j'avais parfaitement prévu pour cette malade, c'est que ses troubles dyspeptiques ont persisté, tout en revêtant cependant une acuité très supportable et parfaitement compatible avec les exigences ordinaires de la vie. Elle suspend et reprend tour à tour, d'après mes recommandations, l'emploi de faibles doses de seigle ergoté, et elle continue à toujours se louer de ses bons effets, quoique ceux-ci ne puissent pas se comparer à ceux qu'elle a éprouvés au début de son traitement.

Je n'ai pas été le seul à être vivement frappé de cette guérison tout à fait inespérée, et j'ai déjà dit comment beaucoup d'autres personnes en relations fréquentes avec notre malade l'avaient remarquée avec non moins d'étonnement. Or parmi elle s'en trouvait une dont la mère était atteinte d'une dyspepsie des plus anciennes, ayant quelque analogie avec la précédente, quoique moins grave, dyspepsie qui s'était pourtant montrée rebelle aux moyens thérapeutiques les plus variés. En raison de certaines circonstances qu'il est inutile de relater ici, la personne en question n'a pas cru devoir recourir à mes conseils. Mais elle s'est procuré mon ordonnance et l'a fait suivre ponctuellement à sa mère, comme je l'avais fait moi-même dans le cas que je viens de relater. Or, cette fois encore, la médication en question a fait rapidement merveille, et j'ai reçu de vifs remerciements de l'un des parents de cette seconde malade elle-même, pour cette singulière guérison à laquelle je n'avais pris pourtant qu'une part très indirecte.

Faut-il conclure de ces deux faits que ce traitement doive être indistinctement appliqué à tous les cas de dyspepsie, et qu'il triomphera sûrement des troubles innombrables engendrés par cette pénible affection? Loin de moi une pareille prétention. Je me borne à relater ce que j'ai vu, sans vouloir le moins du monde engager l'avenir, et je laisse à de plus autorisés et de mieux placés que moi, le soin de poursuivre, s'ils le jugent à propos, des expériences qui peuvent être profitables, aux malades et qui seraient, en tout cas, j'ose l'affirmer d'avance, complètement inoffensives.

106. — *Loc. cit.*, article *Créosote*, par Ernest Labbée, p. 108 :

Voici la simple mention que je trouve se rapportant à l'emploi de la créosote dans la dyspepsie :

Le Dr Arendt la recommande dans les *cardialgies simples,* à la dose de deux gouttes délayées dans un verre d'eau sucrée; Budd, contre certaines *dyspepsies* symptomatiques de la présence des sarcines dans l'estomac, en pilules de 0,025 à 0,05 après le repas. On s'explique très bien que ce remède astringent, toxique pour les microphytes, puisse rendre des services dans les deux groupes de maladies que nous signalons, qui reconnaissent pour cause soit l'atonie ou l'irritation de l'estomac, soit la présence de l'algue appelée sarcine dans sa cavité.

Il n'est peut-être pas hors de propos, avant de poursuivre le cours de ces recherches entraînantes, de résumer en peu de mots quelques-unes des propriétés physiologiques pour ainsi dire secondaires des agents que nous venons d'étudier longuement, lesquelles dérivent des propriétés sédatives et excito-motrices, plus générales ou primitives, dont ils sont doués. On verra que cette nouvelle comparaison se prête à des rapprochements qui ne sont pas absolument dénués d'utilité dans la pratique, et qui nous serviront de conclusions.

C'est ainsi qu'en ne tenant compte que des seuls agents figurant sur notre tableau, nous voyons, et c'est là un fait d'expérience facile à vérifier :

1° Que quelques-uns et même la plupart procurent du *calme* ou du *sommeil :* ce sont plus particulièrement le *sulfate de quinine,* l'*eau froide,* le *seigle ergoté,* le *salicylate de soude,* l'*acide phénique* et le *bromure de potassium;* ils doivent cette propriété à l'action sédative dont ils sont doués;

2° Que *ces mêmes agents,* auxquels on peut joindre à cet égard l'*arsenic,* l'*électricité* et la *créosote, stimulent l'appétit* et *activent les fonctions nutritives;*

3° Que certains d'entre eux, tels que le *sulfate de quinine,* l'*eau froide,* le *seigle ergoté,* le *colchique* et surtout la *digitale,* possèdent des *propriétés diurétiques* plus ou moins marquées;

4° Que d'autres, tels que le *sulfate de quinine,* l'*arsenic,* l'*eau froide,* l'*ergot de seigle,* la *digitale* et l'*électricité,* favorisent le renouvellement de l'air dans les poumons, qu'ils constituent donc des *agents éminemment respirateurs.*

Or ils doivent cette triple action sur les voies digestives, les reins et les poumons à la propriété excito-motrice qu'ils possèdent, laquelle, en s'exerçant sur les fibres musculaires du système circulatoire tout entier (cœur et vaisseaux), *augmente la tension sanguine,* dont nous étudierons plus tard le rôle considérable dans un certain nombre de phénomènes de physiologie normale et pathologique.

III

DE L'INTRODUCTION DE L'OXYGÈNE
DANS LA SÉRIE PAR VOIE D'INDUCTION PHYSIOLOGIQUE

Nous venons de voir dans notre quatrième conclusion que certains agents de la série sédative et excito-motrice, et probablement tous, devaient être considérés comme des *agents respirateurs.* Mais ce n'est pas précisément dans ce travail que se trouvent développées les prémisses de cette conclusion. Elles figurent principalement dans nos recherches sur la *physiologie pathologique de la fièvre typhoïde*, que nous aurons bientôt à rappeler. Mais la réputation de l'un de ces agents, l'*arsenic*, était déjà faite à cet égard et connue depuis longtemps. « Le second avantage que les arsenicophages (de la Basse-Autriche et de la Styrie) veulent obtenir, disent MM. Trousseau et Pidoux (1), c'est de se rendre, comme ils disent, plus *volatils*, c'est-à-dire de faciliter la respiration pendant la marche ascendante. A chaque longue excursion dans les montagnes, ils prennent un petit morceau d'arsenic qu'ils laissent fondre peu à peu dans la bouche. *L'effet en est surprenant ; ils montent aisément des hauteurs qu'ils ne sauraient gravir qu'avec la plus grande peine sans cette pratique.* »

Étant admise pour le moment la validité parfaite de cette conclusion, nous avions un premier résultat acquis, c'est que

---

1. *Traité de thérapeutique et de matière médicale*, 9ᵉ édition, revue et augmentée par M. CONSTANTIN PAUL, t. I, p. 389 et suivantes. Paris, 1875.

ces agents respirateurs avaient pour effet définitif de faire affluer plus d'air dans les poumons, c'est-à-dire *de fournir au sang une plus grande quantité d'oxygène.* Il devait résulter de là que c'était *à cet oxygène en excès* qu'étaient dus en définitive les effets éloignés de la médication sédative et excito-motrice, tels que l'action sur les voies digestives, les reins et les poumons, ainsi que l'*augmentation de la tension sanguine* à laquelle nous avons déjà fait allusion. Dans cette hypothèse, ce n'était plus le sulfate de quinine ou l'arsenic, ou tout autre agent de la série qui procurait les avantages en question : c'était en réalité l'*oxygène.*

L'*oxygène* ressortait dès lors tout à coup comme une sorte. de *pivot* de la série. Tous les autres agents travaillaient pour lui et c'est lui seul qui agissait réellement. L'*oxygène devait donc avoir toutes les propriétés de la série, et, administré seul, il devait produire les mêmes effets thérapeutiques que tout autre agent de la série.*

Voilà par quelle série d'inductions, *toutes basées*, j'insiste sur ce point, *sur l'observation et l'expérience*, voilà par quel enchaînement de raisonnements et de faits j'ai été conduit, de théorème en théorème, à étudier *l'action de l'oxygène.*

Mais c'est ici le lieu, avant d'aller plus loin, de rappeler aussi brièvement que possible les principaux résultats de mes recherches sur la fièvre typhoïde. Je dois faire observer seulement que je ne puis pas de nouveau en fournir ici toutes les preuves : il est impossible de refaire un long travail, pour s'appuyer sur certaines propositions dont la démonstration a déjà été donnée.

Je tiens à fournir auparavant, tout en les empruntant à des auteurs étrangers, les deux courtes citations suivantes, parce que les propositions qu'elles contiennent sont capitales dans toutes les démonstrations qui vont suivre, et que je tiens à montrer une fois de plus l'accord de la physiologie normale et de la physiologie pathologique. Je ne veux pas d'ailleurs laisser supposer plus tard que j'aie imaginé ces propositions pour les besoins de ma cause. La première de ces citations se rapporte à ce fait physiologique que *le sang est soumis à l'état normal à une pression permanente ;* la seconde, à cet autre fait beaucoup plus ignoré, c'est que, d'une manière générale, *la vitesse du sang augmente à mesure qu'augmente la pression à laquelle il est soumis.* Je crois devoir faire une réserve en ce qui concerne la seconde proposition, et c'est pour ce motif que j'ai ajouté ces mots : *d'une manière générale.* On comprend en effet que si la tension devient excessive, dans tout le système circulatoire, il doive arriver non seulement que, loin d'augmenter, la vitesse du sang vienne à se ralentir, mais encore que le sang cesse de circuler, ne pouvant plus traverser les petits vaisseaux trop serrés et en particulier les dernières ramifications artérielles douées, comme chacun sait, d'une grande contractilité musculaire.

1° « Le sang, dit M. Beaunis [1], remplit l'appareil vasculaire de manière à distendre les parois des vaisseaux, autrement dit les vaisseaux contiennent plus de sang qu'il n'en faut pour leur calibre normal, pour leur forme naturelle ; le sang se trouve donc, grâce à la force élastique de la paroi vasculaire, sous un état de tension permanente, tension sujette à varier, du reste, avec les variations du calibre total du système vasculaire. »

2° « Ainsi il semble (d'après Gunmach [2]), que l'abaissement de la pression sanguine diminue la vitesse de l'ondée artérielle. Au contraire, si on élève la pression sanguine, en excitant la moelle, on voit la vitesse atteindre $5^m,514$ par seconde, et dans une autre expérience $6^m,25$ (au lieu de $4^m,746$ par seconde, vitesse moyenne chez le chien). La section de la moelle diminue la vitesse, car elle abaisse dans des proportions considérables la pression du sang dans le système artériel. »

Voyons donc quelle est la succession des phénomènes mor-

1. *Nouveaux Éléments de Physiologie humaine*, p. 636. Paris, 1876.
2. *Sur la vitesse de la propagation du pouls,* par E. Gunmach. Analyse par M. Ch. Richet. — Voir dans *Revue des sciences médicales,* 1880, t. XV, p. 433.

bides qui se passent dans le cours de la fièvre typhoïde :

Sous l'influence d'un agent venu du dehors, agent de nature indéterminée et qui s'introduit par une voie ou par une autre dans le torrent circulatoire, des troubles de nutrition ne tardent pas à se produire dans le système musculaire tout entier, et ces troubles entraînent un affaiblissement notable de la contractilité partout où il existe des fibres quelconques de ce système, c'est-à-dire des fibres musculaires lisses ou striées.

Or des fibres musculaires se trouvant réparties en grand nombre dans différents départements de l'appareil circulatoire et notamment au cœur et aux dernières ramifications artérielles, la contraction de ces fibres musculaires venant en outre à s'affaiblir partout rapidement, il en résulte *ipso facto* une diminution plus ou moins marquée de la tension sanguine dans l'appareil tout entier. Qu'on s'imagine ce dernier figuré par une ellipse, comme dans la *fig.* 1, et qu'on se représente les parois de cet appareil, auparavant rigides et contractiles, devenir tout d'un coup un peu plus molles et moins tendues, et l'on aura une idée assez fidèle de ce qui se passe au début de la fièvre typhoïde, dès la période prodromique.

Il suit de là que les globules du sang, lancés avec moins de force dans les deux systèmes artériels aortique et pulmonaire, tendent à stagner dans les capillaires de la grande et de la petite circulation ; d'où la formation de congestions sanguines dans tous les organes sans exception, d'où la production d'hémorrhagies dans les parties les plus riches et les plus faibles du système capillaire, comme sur la muqueuse nasale, d'où encore la tendance qu'a le sang à obéir à la pesanteur et à se retirer du cerveau en particulier pendant la marche et la station debout, ce qui rend compte de la pâleur de la face, des vertiges, etc.

Que l'on vienne maintenant, par un moyen quelconque, à restituer à toutes ces fibres musculaires la tonicité qui leur manque (et j'en ai rapporté deux observations remarquables, l'une dans mon mémoire sur la *Physiologie pathologique de la fièvre typhoïde*, p. 112, et l'autre dans le présent travail,

p. 45) et l'on voit très rapidement tous ces troubles diminuer ou disparaître. Que fait l'emploi de l'eau froide dans ce cas, ou celui de l'acide phénique ou du seigle ergoté? Il permet aux globules sanguins attardés de reprendre leur course et d'aller puiser aux poumons la provision normale d'oxygène qui leur faisait défaut.

Mais comme l'atteinte portée à la fibre musculaire par le

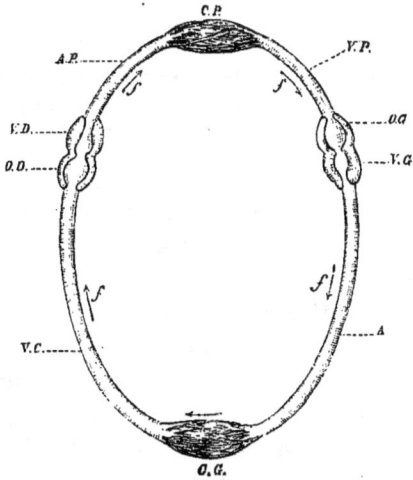

Fig. 1.

OG Oreillette gauche. — VG Ventricule gauche. — A Aorte. — VC Veines caves. — OD Oreillette droite. — VD Ventricule droit. — AP Artère pulmonaire. — VP Veines pulmonaires. — CG Capillaires de la circulation générale. — CP Capillaires pulmonaires.

NOTA. — La direction des flèches *f* indique le cours de la circulation du sang.

poison typhoïde a des effets durables, dans l'immense majorité des cas, les mêmes phénomènes se reproduisent si on ne réveille pas incessamment l'activité cardio-vasculaire engourdie. A plus forte raison ces mêmes troubles persistent-ils et augmentent-ils même si on ne fait rien pour les combattre. Il peut arriver même et il arrive un moment où cette paresse du cœur et des vaisseaux, comme celle de tous les muscles, devient telle, que la marche n'est plus possible et que le malade est obligé de s'aliter. C'est alors sans doute, par la seule présence dans tous les organes de globules immobiles et ayant fini par s'altérer, que la fièvre se déclare et persiste tant que cette multitude innombrable d'hématies et de leucocytes encombreront les vaisseaux capillaires de tout le corps.

Mais que se passe-t-il, tant que dure cette longue période d'obstruction globulaire? Les rares globules conservés manquent de plus en plus d'oxygène et ne peuvent que très imparfaitement suppléer à ceux qui ne comptent plus pour les fonctions de l'hématose. Il en résulte que l'asphyxie doit augmenter jusqu'à la période d'état et doit se prolonger même bien au delà, et c'est là, en effet, ce qui se produit et ce que l'on observe tous les jours au lit des malades.

Ainsi, c'est toujours le manque d'oxygène, ou, mieux, la diminution graduelle de ses proportions normales dans le sang, qui occasionne tous les troubles inhérents à la fièvre typhoïde. Telle est la conclusion formelle à laquelle j'étais arrivé par l'analyse attentive des lésions et des symptômes observés dans cette affection morbide. Tel est le premier théorème physiologique, si je puis ainsi dire, dont j'avais poursuivi pas à pas la démonstration rigoureuse.

Or, en retournant la proposition précédente, c'est-à-dire en en changeant les termes, il fallait nécessairement admettre, si elle était vraie, que le même syndrome pathologique lié à la fièvre typhoïde dût être produit par la diminution artificielle d'oxygène dans le sang. En d'autres termes, en diminuant artificiellement et en proportions variables la quantité d'oxygène contenue normalement dans le sang, nous devions provoquer des troubles très analogues, sinon identiques, à ceux de la fièvre typhoïde.

Or la proposition ainsi retournée était parfaitement connue au double point de vue de la théorie et de l'expérience. Elle offrait même cette particularité importante, qu'elle avait suscité des travaux des plus remarquables et avait été étudiée à fond par un grand nombre d'observateurs et en particulier par deux hommes qui, en suivant les deux voies que j'ai si-

gnalées, de mon côté, la voie physiologique et la voie pathologique (voy. p. 30), étaient arrivés aux mêmes conclusions. Nouvelle preuve que la physiologie est *une* et que la pathologie ne
doit pas être écartée systématiquement de ces problèmes de
physiologie générale qui intéressent au même degré toutes
les branches de la médecine ; car, dans le cas actuel, c'est le
pathologiste M. Jourdanet qui a non seulement précédé le
physiologiste M. Paul Bert, mais qui a , pour ainsi dire, provoqué les remarquables travaux de ce dernier sur la pression
barométrique [1].

Malgré le vif intérêt que pourrait présenter l'examen de
ces divers ouvrages, je suis obligé de passer outre et de me
renfermer dans mon sujet, qui ne permet pas qu'on s'en
écarte un seul instant.

1. Je ne saurais donner de meilleure preuve à l'appui de mon assertion
qu'en reproduisant ici la dédicace de l'ouvrage de M. Paul Bert, laquelle
fait autant d'honneur à celui qui l'adresse qu'à celui qui la reçoit :

A M. LE Dr JOURDANET

« MON CHER CONFRÈRE,

« C'est à vous que je dois, avec l'idée première de ce travail, les moyens
matériels de l'exécuter, moyens matériels si difficiles à rassembler. J'ai
été bien heureux de voir l'expérimentation physiologique, sur un des
points les plus importants de ces études, confirmer entièrement la théorie
que votre sagacité avait déduite de nombreuses observations pathologiques
recueillies sur les hauts plateaux mexicains. A tous ces titres, je devais
vous dédier ce livre, et je le fais avec d'autant plus de plaisir, que vous
êtes de ceux qui rendraient aux natures les plus ingrates la reconnaissance
légère à porter.

« PAUL BERT. »

(*La Pression barométrique*, vol. gr. in-8°. G. Masson, éditeur; Paris, 1878.)

LE MAL DES MONTAGNES

ÉTUDE DE PHYSIOLOGIE PATHOLOGIQUE

On voit tout le chemin que l'on peut faire en étudiant une série médicamenteuse. Arriver du traitement de l'Impaludisme au mal des Montagnes, en passant par la fièvre typhoïde et l'oxygène, c'est assurément là un trajet que je ne me serais jamais cru destiné à faire. Aussi comprends-je facilement que pour ceux qui n'ont pas assisté à toutes les étapes du voyage, l'auteur doive paraître doué d'une imagination singulièrement féconde, ce qui n'a pourtant jamais été son cas.

Le mal des montagnes a-t-il, ou non, des ressemblances frappantes avec la fièvre typhoïde? Voilà la thèse qu'il nous reste à examiner.

Si la réponse doit être négative, il nous faut revenir en arrière, car il doit y avoir quelque grosse erreur à redresser, soit dans l'étude de notre série, soit dans celle de la fièvre typhoïde. Si elle doit être au contraire affirmative, nous ne saurions avoir un contrôle plus sûr, pour établir le fondement solide de ces diverses propositions reposant chacune sur des recherches minutieuses et s'enchaînant étroitement les unes aux autres. Car, si les symptômes sont les mêmes dans les deux cas, il devient irrécusable que c'est bien au manque d'oxygène que sont dus les troubles observés dans la fièvre typhoïde, et si cette dernière proposition est vraie, il en résulte nécessairement que l'oxygène appartient bien à la série excito-motrice dont l'étude fait l'objet principal de ce travail.

Mais, avant d'aller plus loin, je dois répondre à une objection capitale que l'on ne manquerait sans doute pas de m'a-

dresser au moment où je me disposerais à établir une comparaison quelconque entre deux cas pathologiques aussi dispa-
rates en apparence. « Ce qui caractérise, me dirait-on,
l'existence d'une fièvre typhoïde, c'est la présence de plaques
de Peyer plus ou moins altérées dans l'intestin. Or cette
altération, qui ne devient guère apparente, dans la fièvre
typhoïde, que quelques jours après le début de la fièvre d'invasion, ne saurait exister sur une personne qui vient de
faire une ascension en ballon ou de gravir une montagne
élevée. »

On voit que je ne cherche pas à atténuer la force de l'objection, et il semblerait, d'après cela, qu'une pareille recherche
me fût interdite comme ne devant ni ne pouvant aboutir.
A mon tour, je reconnaîtrais que s'il s'agissait de caractériser
la fièvre typhoïde avec les seules données de l'anatomie
pathologique, si l'on venait à demander par exemple à un
médecin légiste de déclarer, d'après les seuls résultats d'une
inspection cadavérique, si l'individu autopsié venait d'avoir
ou non la fièvre typhoïde, je n'hésiterais pas à reconnaître,
dis-je, que dans ce cas, mais dans ce cas seulement, l'objection serait des mieux fondées.

Mais il n'y a pas que l'anatomie pathologique qui puisse
servir à caractériser une affection morbide; j'irai même plus
loin, et je dirai qu'il est des cas où elle serait absolument
incapable de le faire, alors que la même affection morbide,
comme c'est le cas pour la fièvre typhoïde en question, pourrait être reconnue à d'autres caractères. Or ceux-ci nous sont
fournis non seulement par la marche ou l'évolution des divers
phénomènes morbides observés, mais encore et surtout par
l'analyse, par la réduction physiologique, si je puis ainsi dire,
de ces mêmes symptômes. Comment! J'aurais pris la peine de
montrer, ce que personne à ma connaissance n'a tenté de faire
avant mes recherches, qu'un malade atteint de fièvre typhoïde
s'asphyxie depuis le premier jour de la période prodromique
jusqu'au jour qui précède immédiatement la convalescence
ou jusqu'au moment de la mort, et je n'aurais pas le droit de

dire, lorsque j'observerais un autre malade subissant un autre genre d'asphyxie, qu'il y a des analogies étroites entre les cas de ces deux malades!

L'altération des plaques de Peyer constitue un excellent caractère de la fièvre typhoïde arrivée à une certaine période de son évolution, et non un signe pathognomonique cependant, puisqu'on le rencontre dans la scarlatine et ailleurs, et, à ce titre, on fait bien de le conserver. Mais il ne sert de rien le jour où le malade est pris de sa première épistaxis ou éprouve son premier mal de tête, et cependant ce malade, qui a subi le contage de la fièvre typhoïde, ressent bel et bien les symptômes initiaux de cette pyrexie. Autant vaudrait-il dire en botanique qu'un pommier n'est caractérisé que lorsqu'il est couvert de pommes, ou en géographie que la Seine n'est caractérisée qu'au moment où elle arrive aux portes de Paris.

Donc je suis parfaitement fondé à comparer, sans avoir à me préoccuper de tel signe en particulier, deux genres d'asphyxie qui peuvent et doivent différer entre elles, mais qui doivent aussi se ressembler : *l'asphyxie par fièvre typhoïde et l'asphyxie par raréfaction de l'air que l'on respire.* Ce que l'on demeure en droit d'exiger, c'est que je montre, dans les deux cas, les caractères essentiels de l'*asphyxie.*

Je pourrais à la rigueur borner là ma démonstration, car tout l'ouvrage de M. Paul Bert, si riche de faits et d'expériences de laboratoire de la plus grande précision, a principalement pour but de montrer que les accidents causés par le *mal des montagnes,* ou par la *dépression barométrique sous cloche ou en ballon* ne sont autres que des accidents exclusivement imputables à l'*asphyxie.* Je me bornerai à cet égard à donner les quelques citations suivantes :

Page 527 :

... La pression, dans ses variations les plus étendues, par exemple de 10 centimètres de mercure à 20 atmosphères, n'agit pas lorsque ces variations sont ménagées avec une suffisante lenteur, n'agit pas, dis-je, sur les êtres vivants en tant que pression, comme agent physique direct, mais comme agent chimique faisant changer les proportions de l'oxygène contenu dans le sang, et occasionnant soit *l'asphyxie, lorsqu'il n'y en a pas assez,* soit des accidents brusques, lorsqu'il y en a trop. C'est vers la démonstration de cette vérité que convergent tous les faits expérimentaux dont je vais maintenant exposer les détails.

Page 566 :

· La conséquence générale de tout ceci, c'est que tous les troubles, les accidents, la mort, qui surviennent par le fait de la diminution de pression, sont dus tout simplement à *l'asphyxie.*

Page 712 :

En un mot, ici comme dans toutes les autres circonstances, la diminution de pression agit de même que *l'asphyxie.*

Et page 740 :

J'ai déjà insisté à plusieurs reprises sur le parallèle entre les phénomènes de la décompression et ceux de l'asphyxie en vases clos, parallèle qui se poursuit jusque dans les moindres détails. Je l'ai fait dans le premier chapitre (p. 554 et suiv.), en comparant la durée de vie des animaux dans l'un et l'autre cas, sous l'influence de conditions diverses. Je l'ai fait encore à propos des gaz contenus dans le sang artériel chez les animaux décomprimés et chez ceux qu'on asphyxie en vases clos, lorsqu'on soustrait l'acide carbonique au fur et à mesure de sa formation (chap. II, sous-chap. IV).

Les descriptions données par les innombrables auteurs qui ont fait périr des animaux par *asphyxie concordent de tous points avec les phénomènes que nous venons d'énumérer.*

Ainsi voilà un premier fait général bien établi, c'est que les effets de la raréfaction de l'air que respire un animal ou l'homme lui-même et ceux que fait naître le poison générateur de la fièvre typhoïde, sont absolument les mêmes : ce sont, de part et d'autre, des *accidents d'asphyxie.* Mais il ne convient nullement de s'en tenir à cette formule vague : il est indispensable de poursuivre la comparaison par les détails.

Il nous reste donc à montrer :

1° *Quels sont les symptômes du mal des montagnes;*

2° *Si l'interprétation qu'ils peuvent recevoir concorde avec celle que nous avons déjà donnée des symptômes de la fièvre typhoïde.*

10

1° Rien ne serait plus facile que de tracer la symptomatologie, d'ailleurs bien simple, du mal des montagnes ou du mal des ballons en s'appuyant sur le témoignage des différents touristes ou aéronautes qui l'ont éprouvé et ont recueilli leurs sensations. Mais, comme je ne veux pas laisser supposer que je me sois laissé aller à tracer un tableau de fantaisie, j'aime mieux rapporter ici la description donnée par deux médecins, l'un français, l'autre anglais. La première est extraite d'une thèse que M. Paul Bert lui-même qualifie de remarquable :

Le *soroche* ou mal de *la puna* (*noms donnés au mal des montagnes, dont la synonymie est des plus variées*), dit M. Guilbert[1], débute de deux manières différentes : les uns se plaignent immédiatement de la respiration, et c'est ce qui a le plus attiré l'attention des observateurs ; chez les autres, et c'est suivant moi le plus grand nombre, les phénomènes nerveux débutent d'abord. Il y a même quelques voyageurs qui ne sont nullement gênés pour respirer.

La même différence se retrouve dans la durée de ces deux ordres de symptômes. Tandis que les phénomènes nerveux ne durent que de douze à quarante-huit heures, la gêne de la respiration et de la circulation persiste quelquefois pendant quelques mois.

Le système nerveux est donc souvent impressionné le premier, et il réagit sur l'appareil digestif et l'appareil locomoteur. On éprouve d'abord des *nausées* accompagnées de crachotements significatifs. En même temps survient une *douleur de tête* excessivement violente comparée à un cercle de fer qui étreindrait fortement les tempes. Après les nausées viennent des *vomissements* souvent très pénibles et qui augmentent les douleurs de tête. On éprouve aussi quelques *vertiges*, des *bourdonnements d'oreilles*, quelquefois de la *somnolence.*

Un autre phénomène est la *fatigue musculaire.* Cette inaptitude à la contraction musculaire, on l'éprouve même à cheval, et à ce point qu'on est obligé de descendre de leurs montures des personnes incapables de bouger. Mais, les premiers jours passés, cette grande fatigue disparaît complètement avec le moindre repos. Dans les villes, on reconnaît facilement les nouveaux venus : tous les quarante ou cinquante pas, ils s'arrêtent quelques secondes.

La respiration et la circulation s'accélèrent d'autant plus que l'élévation est considérable. La dyspnée est intense, les inspirations très fréquentes. Les battements du cœur sont plus forts, plus nombreux :

---

1. Paul Bert, *loc. cit.*, p. 57.

au moindre effort on est saisi de palpitations violentes qu'on éprouve
aussi bien à cheval qu'en marchant. La nuit même, il arrive qu'on
est réveillé en sursaut par de fortes palpitations au milieu du sommeil le plus tranquille.

Le battement des artères est plus fort, celui des artères intra-crâ-
niennes très douloureux, le pouls est vibrant, à peu près comme
dans l'insuffisance aortique. Un accident assez fréquent, dans ces
circonstances, est une *hémorrhagie nasale, buccale* ou *pulmonaire;*
rarement on a observé des hémorrhagies par la surface muqueuse
gastro-intestinale. Mais lorsqu'on s'est habitué à l'air raréfié, lorsque
l'équilibre s'est rétabli, et que les différents appareils se sont mis
en harmonie avec le milieu ambiant, les hémorrhagies ne sont pas
plus fréquentes que partout ailleurs. Un phénomène important est la
tendance à la syncope; aussi faut-il être très sobre de saignées.

Je me borne à transcrire les symptômes soulignés, en les
désignant parfois sous d'autres noms synonymes : *nausées* pouvant aller jusqu'aux *vomissements, mal de tête* ou *céphalalgie,*
vertiges, bourdonnements d'oreilles, tendance au sommeil qui est
une des formes de la *stupeur, fatigue musculaire* ou *prostration*
des forces, augmentation de fréquence de la respiration et des pul-
sations artérielles, hémorrhagies diverses et, en tête, l'*épistaxis,*
tendance à la syncope. Or, je le demande, ne sont-ce pas là, en
tenant compte, bien entendu, de l'expression phénoménale
différente due à deux causes différentes d'asphyxie, ne sont-ce
pas là, dis-je, les *principaux signes* de la période prodromique
et même de la période d'invasion de la *fièvre typhoïde?*

Quant à la description donnée par le médecin anglais
M. Speer [1], voici le résumé qu'il en donne lui-même :

Le mal des montagnes est caractérisé par les symptômes suivants, dont la réunion, du reste, ne s'observe que rarement, sinon
jamais, chez la même personne : *vertige, mal de tête, somnolence,*
dyspnée, constriction de la poitrine, palpitations, tendances à la syn-
cope, suintement du sang par les surfaces muqueuses, augmentation
de rapidité du pouls, anorexie, nausées et vomissements, soif, langue
fébrile, douleurs musculaires, sensation de faiblesse extrême dans les
membres inférieurs, prostration générale des forces.

1. PAUL BERT, *loc. cit.*, p. 252.

Maintenant, si l'on veut scruter plus avant cette ressemblance, j'allais presque dire cette similitude remarquable de symptômes, on n'a qu'à lire, d'un bout à l'autre, les descriptions si intéressantes données par différents voyageurs de montagnes, médecins ou autres, lesquelles sont rapportées textuellement en tête du savant ouvrage de M. Paul Bert, et l'on verra combien cette similitude se confirme, à la lecture de ces divers documents.

Il est un témoignage d'un autre genre que je dois invoquer ici et qui se rapporte aux symptômes que nous étudions : ce témoignage nous est fourni par un tracé sphygmographique

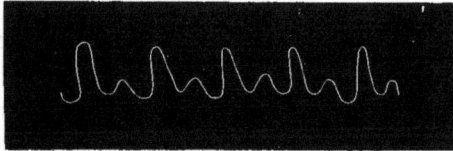

Fig. 2.

du pouls qui a été pris par M. Chauveau (de Lyon) [1] sur le guide Cupelain, pendant une excursion aux Grands-Mulets (Alpes), à 3,000 mètres d'altitude. Je reproduis ici ce tracé fidèlement (fig. 2).

Or que l'on veuille bien le comparer au tracé suivant (fig. 3)

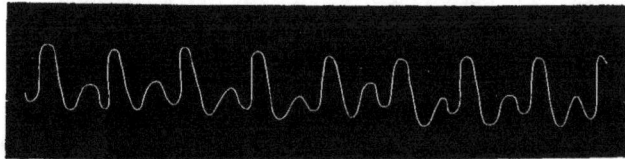

Fig. 3.

que le regretté professeur P. Lorain [2] donne comme type de la *fièvre typhoïde* et que je reproduis avec la même fidélité, et

1. PAUL BERT, *loc. cit.*, p. 121.
2. *Le Pouls*, p. 154.

l'on verra s'il n'existe pas encore ici une similitude parfaite entre ces deux dicrotismes, quoiqu'ils dépendent de deux états pathologiques différents en apparence, et selon moi très ressemblants, puisqu'il s'agit de *deux variétés d'asphyxie.*

Pour compléter là description des troubles produits par la dépression barométrique, de quelque façon que celle-ci se produise, je crois devoir relater le passage suivant de l'ouvrage de M. Paul Bert, concernant les accidents éprouvés par les aéronautes dans leurs ascensions élevées :

P. 1086 :

La *sensation de fatigue*, la *diminution des acuités sensorielles*, les *accidents cérébraux, vertiges, sommeil, hallucinations, tintements, éblouissements, fourmillements*, les réactions des nerfs pneumo-gastrique et sympathique, *nausées, battements de cœur, dilatation des petits vaisseaux*, sont le signe de l'oxygénation insuffisante des organes nerveux centraux et périphériques. Après le système nerveux vient le système musculaire qui accuse de *la faiblesse*, est pris de *contractions convulsives*, de *tremblements* où certes le système nerveux a aussi sa part. Enfin, aux degrés ultérieurs, surviennent la *paralysie*, la *syncope*, ou, pour parler plus exactement, la perte de connaissance, et enfin la *mort*, sans dernier soupir et sans convulsions, si la diminution de pression n'a pas été trop brusquement portée à son degré mortel.

Ne dirait-on pas que, dans le passage qui précède, l'illustre physiologiste, à la description des signes généraux de la fièvre typhoïde, a voulu ajouter quelques traits essentiels des *formes ataxique et adynamique* de cette affection morbide?

2° Je crois en avoir dit assez pour montrer toute la parenté qui existe entre les accidents occasionnés par le *poison typhoïde* et ceux que produit la *désoxygénation du sang par dépression barométrique*, ou en d'autres termes l'*anoxyhémie des altitudes du docteur Jourdanet.* Voyons maintenant l'*interprétation* que peuvent recevoir les *symptômes du mal des montagnes*, et nous verrons, chemin faisant, en quoi elle ressemble à celle qui convient aux *symptômes de la fièvre typhoïde*, et en quoi elle peut en différer.

Or je retrouve ici, pour le cas qui nous occupe, identiquement les mêmes questions, je dirai de plus toutes les difficultés que nous avions déjà dû aborder pour l'étude de la physiologie pathologique du typhus abdominal.

Un premier fait peut nous frapper dans l'examen des symptômes du mal des montagnes: c'est l'augmentation graduelle du nombre de pulsations artérielles, au fur et à mesure que diminue la pression barométrique.

Ces variations (du pouls), dit Parrot[1], sont dans un rapport régulier avec celles de la hauteur; elles concordent avec les observations que j'ai déjà faites sur mon pouls dans diverses montagnes. Ainsi, mes pulsations, qui sont de 70 à la minute au niveau de la mer, s'élèvent à 75 pour une hauteur de 1.000 mètres, à 82 pour 1.500 mètres, 90 pour 2.000 mètres, 95 pour 2.500 mètres, 100 pour 3.000 mètres, 105 pour 3.500 mètres, 110 pour 4.000 mètres.

Il est douteux, assurément, que chacun ait ainsi un baromètre aussi fidèle dans son propre pouls. Mais j'ai pris cet exemple pour bien montrer que, d'une manière générale, le pouls augmente de fréquence, à mesure qu'on s'élève à une plus grande hauteur. Le pouls de l'infortuné Sivel était de 155, une heure et demie après son départ pour sa fatale ascension sur le *Zénith*.

Or que prouve cette fréquence si grande et si rapide du pouls? Elle prouve, et le fait est admis sans contestation par tous les physiologistes et tous les médecins, depuis les remarquables recherches de M. Marey sur la circulation, elle prouve, dis-je, que la tension artérielle diminue, et qu'elle diminue d'autant plus que la dépression barométrique devient plus forte ou, en d'autres termes, que la *quantité d'oxygène diminue dans le sang;* car, ici, ce dernier fait est indéniable. Or, si on veut bien se reporter aux explications de la figure 1 que j'ai déjà données (p. 138 et suiv.), à propos de la fièvre typhoïde, on comprendra parfaitement, sans qu'il soit nécessaire d'insister sur ce point, que ce défaut de tension

1. PAUL BERT, *loc. cit.*, p. 131.

artérielle qui dénote tout au moins une faiblesse plus marquée des fibres musculaires du ventricule gauche, doit s'étendre à tout l'appareil circulatoire. Or, ici, comme dans la fièvre typhoïde, cette diminution de la tension sanguine dénote un affaiblissement musculaire plus ou moins marqué du cœur et des parties contractiles des vaisseaux. D'autre part, cet affaiblissement de la puissance cardio-vasculaire doit-elle nous étonner, lorsqu'on songe à la subite prostration des forces qui s'empare du voyageur en montagnes, à l'impuissance absolue de tous ses muscles du corps, quand il est parvenu à une très grande hauteur?

J'arrive maintenant à la plus grosse difficulté de ce travail, la même exactement que j'ai déjà signalée ailleurs pour l'interprétation des phénomènes typhoïdes. Or, comme la solution à en donner est capitale pour la saine interprétation de ces phénomènes et de ceux que produit le mal des montagnes, comme j'aurai, d'autre part, à contredire sur ce point des assertions émanant des hommes les plus recommandables, lesquels font autorité dans la science et dont nul plus que moi n'apprécie les remarquables travaux, j'appelle sur ce point toute la bienveillante attention de l'Académie.

Voici, dans toute sa concision, la question qui se présente :
Que devient la vitesse du cours du sang, pendant que se produit cette diminution de tension dans tout l'appareil circulatoire? Cette vitesse est-elle accrue, ou ralentie?

La plupart des médecins qui se sont occupés du mal des montagnes affirment ou laissent sous-entendre qu'elle est accélérée. Quant à moi, en me basant sur l'analyse scrupuleuse des symptômes, je ne crains pas de déclarer formellement que le cours du sang se ralentit et qu'il le fait d'autant plus que la fréquence du pouls devient plus grande, c'est-à-dire que la tension cardio-vasculaire diminue. — Nous retrouvons cette même question, sous une autre forme, tout à fait corrélative de la première, à propos de l'interprétation à donner aux effets sur l'organisme par l'*air comprimé* ou par l'air *sur-oxygéné*. La plupart des auteurs déclarent, sur ce

point, que *l'air comprimé ralentit le cours du sang, tout en augmentant la tension artérielle*. Quant à moi, en m'appuyant toujours sur les raisons que j'aurai à exposer, je suis très fermement convaincu que l'*air comprimé accélère la vitesse du sang*, à
moins cependant que la pression barométrique ne devienne
excessive, sans que je puisse en préciser les limites, auquel
cas la tension cardio-vasculaire arrive au point que le sang ne
peut plus passer à travers les dernières ramifications artérielles démesurément serrées. Dans ce cas donc, la circulation
s'arrête et la mort s'ensuit, précédée tantôt de convulsions,
comme dans l'empoisonnement par l'oxygène ou l'acide phénique ou dans l'ergotisme convulsif, précédée d'autres fois de
gangrènes de certains tissus, comme dans la congélation par
l'eau glacée, dans certains empoisonnements par l'arsenic ou
dans la variété décrite sous le nom d'ergotisme gangréneux.

Mais revenons à notre question, dégagée de toute proposition incidente. D'où vient que l'on ait si généralement admis
que le cours du sang augmente de vitesse, lorsque la tension
vasculaire diminue, et inversement, qu'il se ralentisse, lorsque
cette même tension augmente? C'est qu'on s'en est fié uniquement aux apparences. En sachant d'une part que les
sphincters musculaires des petites artérioles devaient se re-
lâcher par suite de la diminution de la tension artérielle, en
constatant d'autre part que le cœur battait plus fréquemment,
on s'est dit que le sang devait de la sorte plus aisément fran-
chir les capillaires, et l'on a cru que la vitesse du sang devait
être d'autant plus grande que les sphincters artériels devaient
eux-mêmes se trouver plus relâchés, et que les battements du
cœur devenaient plus fréquents. Un auteur même, et des plus
recommandables, a été jusqu'à dire, en traitant du mal des
montagnes, que le sang passait si rapidement dans les poumons qu'il n'avait pas le temps d'y recevoir convenablement
l'action de l'oxygène.

Je répondrai à mon tour, par ces quelques demandes :
Si le sang va si vite, pourquoi les globules sanguins sta-
gnent-ils dans les capillaires? Pourquoi ne peut-on pas géné-

ralement s'élever à de très grandes hauteurs, sans *tourner au bleu*, suivant la pittoresque expression d'un Anglais, M. Glaisher, aussi savant météorologiste qu'intrépide aéronaute? On admet que le cœur est affaibli, et personne n'émet le moindre doute sur ce point. Par quel prodige se fait-il donc qu'il fasse marcher le sang plus vite, ou, en d'autres termes, qu'il le lance plus loin, tout en ayant moins de force [1]? Et, pour que pas un ne puisse douter du fait de cet affaiblissement du cœur, voici ce qu'en dit M. Paul Bert [2] en commentant une expérience qu'il avait faite sur un chien ayant succombé après avoir été soumis à la très faible pression barométrique de 9 cent. 8 :

De là résultent pour l'animal des troubles nutritifs manifestes, un abaissement de la température, une *dépression générale des muscles, et notamment du cœur*, ce qui ajoute encore à l'effet funeste, en diminuant la consommation de l'oxygène par la diminution de l'activité circulatoire.

Les mêmes difficultés, je dirai plus, les mêmes impossibilités d'interprétation, se retrouvent, avec l'explication généralement reçue, quand il s'agit de se rendre compte des effets de l'air comprimé. Je n'en veux pour preuve que les véritables arguties auxquelles les meilleurs esprits sont obligés de recourir parfois pour mettre l'observation d'accord

1. Quoique la proposition que je défends ici soit de celles qui s'imposent à notre esprit par leur évidence même, à savoir : qu'il existe une relation forcée entre la diminution de la tension artérielle et celle de la vitesse du sang d'une part et l'affaiblissement du cœur d'autre part, je suis heureux de trouver, écrite en grosses lettres, la confirmation péremptoire et sans réplique de cette proposition, dans l'ouvrage tout récent de M. Marey sur la *Circulation du sang à l'état physiologique et dans les maladies.*

« Tout ce qui accroît ou diminue la force qui pousse le sang du cœur vers la périphérie, dit ce savant physiologiste, page 321, fait varier dans le même sens la vitesse du sang et la tension matérielle. Ainsi, la force du cœur accrue devra se traduire par un accroissement de la vitesse et de la tension ; *une diminution de la force du cœur fera diminuer à la fois la vitesse du sang et la tension.* »

2. *Loc. cit.*, p. 682.

avec l'explication préconçue et basée sur les apparences dont
je parlais un peu plus haut. C'est ainsi que Von Vivenot[1], qui
a fait cependant de très intéressantes et de très remarquables
recherches à l'établissement des bains de Johannisberg, sur
les effets physiologiques et thérapeutiques de l'air comprimé,
s'est livré à une longue discussion, avec de nombreux tracés
sphygmographiques à l'appui, pour prouver, si du moins j'ai
bien compris le but de sa démonstration, que le cœur s'affaiblit sous l'influence de l'air comprimé et que le sang, en se
tassant dans les vaisseaux, produit un embarras de la circulation capillaire. Mais, s'il en est ainsi, comment se fait-il que,
dans ses expériences propres qu'il relate, on constate que les
vaisseaux de l'œil se vident de sang dans l'air comprimé, que
les oreilles et les conjonctives des lapins se décolorent et
deviennent pâles (*le contraire de tourner au bleu*), pendant
que ces animaux sont soumis à des augmentations de pression barométrique? Par une raison très simple, semble répondre Von Vivenot, lorsqu'il dit dans sa 41ᵉ conclusion :

> Il résulte de nos expériences qu'une partie du sang est repoussée
> par la périphérie du corps; l'organisme dispose donc d'une *quantité
> de sang qui doit affluer dans les organes plus profondément situés,
> comme le cerveau, la moelle, les muscles, le tube intestinal, le foie, la
> rate, les reins, l'utérus.*

Ce serait bien le cas de répéter ici que les absents ont toujours tort. C'est ainsi que ne pouvant pas accuser le sang des
vaisseaux périphériques d'embarrasser les capillaires, puisqu'au contraire ceux-ci se vident mieux que d'ordinaire, on
accuse le sang des organes profonds, parce qu'on ne peut pas
constater *de visu* ce qu'il devient. Mais il y avait une chose
bien simple à faire, pour démontrer ce fait extraordinaire de
l'engorgement des organes profonds, c'était de montrer par
l'autopsie de ces mêmes lapins, que les organes profonds
étaient bien réellement atteints de la congestion dont on les
supposait être le siège. Or, nulle part, je n'ai trouvé la preuve

1. PAUL BERT, *loc. cit.*, p. 437 et suivantes.

matérielle, la preuve expérimentale de l'existence de ces congestions internes que ferait soi-disant développer l'air comprimé. Loin de là, les hémoptysies s'améliorent (Pol et Watelle), les petites plaies ne donnent pas de sang (Barella), pendant qu'on reste soumis à l'influence de cet agent. Et, n'est-ce pas là, pour le dire en passant, l'une des propriétés thérapeutiques de la série sédative et excito-motrice?

L'explication de tous ces phénomènes est au contraire des plus simples avec l'hypothèse que je défends : Si le sang stagne dans les capillaires de la peau, par l'effet de l'air raréfié, c'est qu'il y est poussé trop faiblement par le ventricule gauche du cœur. Or, le même fait se produit dans les capillaires des organes profonds, et j'en trouve la preuve dans le court passage suivant de M. Paul Bert, auquel je suis obligé de faire de si fréquents emprunts :

L'autopsie, dans le cas dont il est question ici, ne montre guère de résultats intéressants, dit-il à la page 738. *Le sang est noir partout*, excepté dans les veines pulmonaires, où il absorbe de l'oxygène pendant le retour à la pression normale. Il ne contient jamais de gaz libres.

Chez les mammifères, les *poumons* sont parfois emphysémateux ; presque toujours *ecchymosés* par places, quelquefois, mais rarement, avec *hémorrhagie véritable*; dans d'autres cas, à la suite de décompressions soudaines, je les ai vus comme *carnifiés*, revenus à l'état fœtal, et allant par gros fragments au fond de l'eau.

Comment pourrait-il en être autrement? Est-ce que ce n'est pas le même ventricule gauche affaibli qui pousse à la fois le sang dans les vaisseaux superficiels et dans les vaisseaux profonds? Comment comprendre dès lors que l'effet puisse être différent dans les uns ou dans les autres?

Pareillement, si le sang circule plus vite dans les vaisseaux superficiels d'un animal soumis à l'air comprimé, c'est qu'il y est lancé avec plus de force par le ventricule gauche et la même vitesse de circulation doit exister dans les vaisseaux de tous les organes profonds, parce qu'ils reçoivent le sang, comme les premiers, du même ventricule gauche, fortifié. Il est donc absolument impossible d'admettre ce qui suit comme le dit Vivenot dans sa 37ᵉ conclusion :

La diminution du calibre des vaisseaux de la conjonctive, de la rétine, de l'oreille des lapins, la décoloration de la pupille et de l'iris des lapins blancs, la pâleur des ouvriers qui travaillent dans l'air comprimé, prouvent directement le refoulement du sang de la périphérie vers le centre.

Mais pour ne laisser que le moins d'obscurité possible dans tout ce qui touche à cette analyse délicate, cherchons à scruter avec le soin le plus minutieux le mécanisme vraiment admirable de la réplétion et de l'évacuation alternatives des deux grands réservoirs artériels, constitués par l'aorte et l'artère pulmonaire. Qu'on veuille à cet effet jeter un coup d'œil sur la *fig.* 4, où je n'ai indiqué, pour la commodité de la démonstration, qu'un seul sphincter artériel avec un réseau capillaire correspondant pour chacun des réservoirs de l'aorte et de l'artère pulmonaire.

Tout le monde sait, en effet [1], que la tunique moyenne des petites artères est constituée par des fibres musculaires lisses tandis que celle des grosses artères renferme principalement des fibres élastiques. Cela n'est vrai surtout que pour le système aortique, les éléments élastiques dominant dans les petites divisions de l'artère pulmonaire [2].

Or comment peut se remplir, à l'état normal, le réservoir aortique, par exemple? Il faut que la multitude des sphincters artériels dont il est pourvu et représentés par *sa*, se ferment préalablement, absolument comme le font les sphincters de tous les réservoirs contractiles pendant la période de réplétion. La lumière des petits vaisseaux artériels doit donc se trouver fermée, ne fût-ce qu'un moment imperceptible. Puis, lorsque le réservoir artériel tout entier ou le grand sac aortique a reçu assez de sang et que les parois de ce sac sont suf-

1. *Traité d'anatomie générale*, par M. L. O. CADIAT, t. Iᵒʳ, p. 431. Paris, 1879.
2. *Mémoire sur la structure et la texture des artères*, par M. le Dʳ GIMBERT, dans *Journal de l'Anatomie* de ROBIN, année 1865, p. 642.

fisamment distendues, c'est alors que le ventricule gauche se contracte énergiquement sur la masse sanguine accumulée. Or que devient le sang ainsi lancé? Il ne peut que traverser tous ces sphincters artériels qui se laissent entr'ouvrir immédiatement après la contraction ventriculaire. Car, s'il voulait refluer en amont, il trouverait là une double barrière à fran-

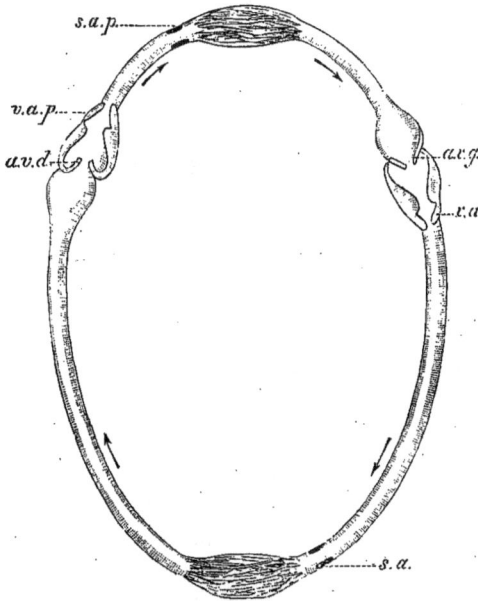

Fig. 4.

a. v. g. Valvule auriculo-ventriculaire gauche. — *v. a.* Valvules sigmoïdes de l'aorte — *s. a.* Sphincter de l'aorte. — *s. a. p.* id. de l'artère pulmonaire. — *v. a. p.* Valvules sigmoïdes de l'artère pulmonaire. — *a. v. d.* id. auriculo-ventriculaire droite.

chir, celle des valvules sigmoïdes de l'aorte qui en se relevant oblitéreraient la lumière du vaisseau et celle de la valvule mitrale qui s'opposerait de son côté au reflux du sang dans l'oreillette gauche. Ce sont ces valvules qui représentent le fond, ou plutôt le double fond, du réservoir aortique.

On ne comprendrait pas, sans ce mécanisme, qui est d'ailleurs le même, comme je l'ai déjà dit, pour toute évacuation de liquide dans les autres réservoirs, comment une tension

artérielle suffisante pourrait venir à s'établir. Il faut que le
ventricule gauche éprouve une certaine résistance pour pouvoir lancer le sang avec une certaine force, et cette résistance
lui est précisément fournie par les sphincters des petites artères, qui se contractent à la fois, résistance bien fugace, sans
doute, mais réelle cependant ; car, je le répète, on ne pourrait pas comprendre autrement la production possible de la
tension artérielle. Aussi, qu'arrive-t-il, lorsque, pour une
cause ou pour une autre et pour le mal des montagnes en
particulier, cette contractibilité des petits vaisseaux artériels
vient à s'affaiblir ? Il arrive précisément que le pouls devient
plus fréquent et que la tension artérielle diminue : c'est là,
je l'ai déjà dit bien des fois, un fait admis par tous les physiologistes.

En poursuivant plus loin cette comparaison et en ne tenant
pas compte, bien entendu, des phénomènes intimes de la nutrition qui s'accomplissent par le séjour plus ou moins prolongé du sang au milieu des divers tissus, on voit que les
veines caves servent, pour ainsi dire, de canal excréteur au
grand réservoir aortique et que, par un mécanisme vraiment
merveilleux, l'oreillette droite, en se dilatant, joue le rôle
d'une pompe aspirante par rapport au sang contenu dans tout
le système veineux de la grande circulation. — Or les
choses doivent évidemment se passer de même dans la circulation pulmonaire, malgré le remplacement des fibres musculaires par des fibres élastiques dans les sphincters qui siègent
aux petites divisions de l'artère pulmonaire. Il existe d'autres
réservoirs où cette même disposition anatomique se rencontre, sur le col de la vessie par exemple. Je ne crois donc
pas devoir insister plus longtemps sur ce point.

Pour compléter et éclairer en même temps ce que je viens
de dire sur le mécanisme de la réplétion et de l'évacuation
alternatives des deux grands réservoirs artériels, du réservoir
aortique principalement, je dois ajouter que les sphincters
musculaires dont ils sont pourvus ont une configuration bien
différente de ceux des autres réservoirs, tels que la vessie ou

l'utérus, par exemple. Au lieu d'occuper un espace bien circonscrit et de se contracter toutes simultanément, les fibres musculaires qui les constituent sont disséminées sur une assez grande longueur le long des petites artères, et elles se contractent par une sorte de mouvement vermiculaire tout à fait analogue au mouvement péristaltique de l'intestin. C'est là, en effet, ce qui résulte clairement des belles recherches expérimentales de MM. Legros et Onimus sur la circulation et spécialement sur la contractilité artérielle[1]. Loin de contredire le mécanisme que j'indique, ces recherches lui fournissent, au contraire une confirmation des plus remarquables, en démontrant l'influence qu'exerce sur la progression du sang cette alternative de contractions et de relâchements des fibres musculaires artérielles. Voici ce que disent, en effet, ces habiles expérimentateurs (*loc. cit.*, p. 498) :

Ces quelques exemples tirés de la pathologie montrent bien qu'il n'y a pas de contradiction entre les résultats fournis par nos expériences sur les animaux et les symptômes observés au lit du malade, et que parmi toutes les causes qui peuvent avoir de l'influence sur la circulation, on doit ne pas négliger les muscles vasculaires, dont l'action ne se borne pas à la paralysie ou à la contraction tétanique, mais qui, produisant des alternatives régulières de dilatation et de contraction semblables à celles que l'on observe dans tous les canaux pourvus de fibres musculaires lisses, *servent à la progression du sang et peuvent, en certains cas, amener dans les circulations locales des changements de pression considérables.*

On le voit, tout s'explique de la manière la plus simple, par l'analyse attentive à laquelle je viens de me livrer. On se rend compte, tout aussi bien, des effets produits par l'air raréflé que de ceux qui sont dus à l'air condensé. Ce n'est, pour ainsi dire, qu'une question de quantité ou de degré ; il y a la même différence qui existe entre deux quantités algébriques dont l'une serait positive et l'autre négative.

On se tromperait fort cependant si, après avoir suivi atten-

1. *Journal de l'Anatomie et de la Physiologie*, de M. ROBIN, année 1868, p. 362 et suivantes.

-tivement les phases laborieuses de cette discussion, on supposait que je fusse absolument tout seul à défendre une pareille interprétation. J'en ai trouvé les éléments épars chez beaucoup d'auteurs qui ont écrit sur la matière ; il en est même quelques-uns, parmi ces derniers, qui l'ont formulée avant moi, d'une manière très explicite, mais sans fournir aucune raison physiologique à l'appui.

Je suis heureux de pouvoir signaler, en tête de ceux-ci, mon excellent et si distingué confrère M. le Dr Jourdanet, qui a su, par une rare sagacité, donner l'explication vraie de phénomènes pathologiques extrêmement complexes, bien avant que n'eussent paru les expériences physiologiques si éclairantes de M. Paul Bert. Voici, en effet, le passage remarquable que je trouve à la page 270 de l'ouvrage de ce dernier auteur :

Nous avons déjà vu, dit M. Jourdanet, en appréciant les effets d'un séjour prolongé sur les hauts plateaux de l'Anahuac, le sang, mollement accueilli et paresseusement chassé par les centres nerveux[1], congestionner le cerveau et la moelle épinière d'individus faibles, déjà maltraités par le climat. Nous dirons les troubles de plus d'un genre du tube digestif dont plusieurs devront leur origine au *ralentissement circulatoire et aux engorgements capillaires du système veineux intestinal*. L'utérus a réveillé notre attention par des phénomènes de même nature. Nous prendrons occasion de dire ici que les congestions pulmonaires sont fréquentes à Mexico et trop souvent mortelles. Enfin, plus fréquemment que tous les autres organes, le foie s'imbibe de sang et puise à cette source mille accidents dont les conséquences déplorables comptent fréquemment parmi les causes de mort.

De son côté, Brizé-Fradin (voir à la page 462 de l'ouvrage de M. Paul Bert), en se servant de termes peu en harmonie avec le langage médical de nos jours, dit très expressément

---

1. Je suis obligé de respecter le texte ; mais il me paraît évident que l'auteur a voulu parler du cœur ou de l'organe central de la circulation, et il aura mis, par *lapsus*, « centres nerveux » à la place. Car le texte ainsi rétabli a un sens aussi vrai qu'il est clair et précis et s'explique parfaitement par les développements qu'il donne à son idée.

que l'air comprimé « *accélère la rapidité de la circulation* ».

Je trouve encore, dans le même ouvrage, à la page 473, le passage suivant écrit par M. Eugène Bertin :

Il est rationnel d'admettre que, *la diminution de pression atmosphérique suffisant pour ralentir le retour du sang veineux vers le cœur et pour favoriser bien des stases dans le système capillaire, une augmentation de pression doive, au contraire, faciliter ce retour et dissiper ces congestions.*

M. Paul Bert, de son côté, a parfaitement entrevu la solution, et peu s'en faut qu'il ne l'ait donnée :

Aucune expérience directe, dit-il à la page 510, en parlant des effets de l'air comprimé, *n'a été faite pour mesurer sur des animaux les changements dans la pression du cœur et dans la rapidité du cours du sang.*

La circulation capillaire est évidemment très modifiée. La peau et les muqueuses pâlissent, surtout lorsqu'elles étaient le siège de congestion ou d'inflammation.

Toujours la série excito-motrice.

Pravaz (p. 468, *id.*) n'entrevoit que la moitié du phénomène, quand il dit :

Le système capillaire, par suite de l'accroissement de la pression barométrique, devra se vider plus facilement dans les veines.

Il ne dit rien de ce qui se passe dans les artères ; mais la conséquence serait que le sang devrait également se mieux vider dans le système capillaire.

Il est enfin un dernier auteur qu'il est inutile de nommer, qui admet que l'air comprimé produit un *ralentissement de la circulation artérielle, en même temps qu'une accélération de la circulation veineuse et capillaire.* Il n'a pas réfléchi sans doute que la nature a horreur du vide, et que les capillaires ne tarderaient pas à ne plus contenir quoi que ce fût, et que, contrairement à ce qui arrive, la nutrition devrait être enrayée dans tous les organes ou tissus.

Tous les développements dans lesquels je suis entré nous font donc voir une ressemblance des plus parfaites entre la

11

fièvre typhoïde et le mal des montagnes. Il me serait facile de montrer de nouvelles analogies entre ces deux états morbides. Mais je me bornerai à la suivante :

Tout le monde sait qu'en général la *fièvre typhoïde* est d'autant plus grave que le sujet qui en est atteint était plus vigoureux. Pourquoi ? Parce qu'étant plus riche en globules sanguins, il est plus fortement éprouvé qu'un autre par le manque d'oxygène, et que ces globules, en s'altérant dans les différents organes, ne peuvent que devenir une cause d'aggravation de plus pour les troubles ressentis par l'organisme. Or il en est exactement de même du *mal des montagnes*. On peut lire, en effet, en maints passages de l'ouvrage de M. Paul Bert, que ce sont les animaux les plus vigoureux qui sont en général le plus éprouvés par la dépression barométrique, et *vice versa*. Dans sa narration si émouvante de la catastrophe du *Zénith*, M. Gaston Tissandier nous apprend, d'autre part, que l'un de ses malheureux compagnons de voyage, Sivel, « était *d'une force physique peu commune et d'un tempérament sanguin* ».

Le mal des montagnes se dissipe en général spontanément, à moins qu'il n'ait revêtu une acuité extrême. Il suffit de descendre d'une certaine hauteur, c'est-à-dire de respirer un air plus riche en oxygène, pour qu'à l'instant même se dissipent tous les accidents qu'il avait occasionnés.

Les troubles de la décompression, dit M. Paul Bert (p. 1080), disparaissent très vite quand le ballon descend des hauteurs ; très vite aussi, je l'ai vu souvent dans mes expériences, la proportion normale de l'oxygène reparaît dans le sang.

La première dose d'oxygène, si je puis ainsi dire, rétablit la contractilité cardio-vasculaire, et, une fois qu'il a recouvré sa vitesse sous l'influence de cette dernière, le sang va puiser dans l'air qui arrive dans les poumons, *les doses suivantes d'oxygène*.

En serait-il de même si l'on venait à employer tout autre agent *assez énergique* de la série excito-motrice ? Je le crois,

mais à une condition, c'est qu'il pût agir rapidement, que
l'absorption de cet agent, si ce dernier était donné à l'intérieur, ne fût pas trop lente à s'effectuer. Ce qui me donne
cette confiance, c'est le petit fait suivant, que je trouve toujours dans le précieux ouvrage de M. Paul Bert et dont je
crois devoir donner ici la relation tout entière :

C'est le 5 août 1819, dit M. Paul Bert à la page 100, qu'eut lieu la
première ascension du mont Rose; elle fut exécutée par deux habitants du voisinage, Vincent, directeur des mines de l'Indren, et Dela-
pierre, inspecteur des Forêts, plus connu sous la traduction allemande
de son nom, Zumstein.

Dans le premier voyage, il n'est question d'aucun trouble physiologique. Mais le second, qui est rapporté avec détails dans les *Mémoires de l'Académie de Turin* (t. XXV, p. 230-252; 1820), fournit
quelques indications intéressantes. D'abord, dans la nuit que les
ascensionnistes passèrent au pied des dernières crêtes à la cabane
des mineurs, habitée deux mois, « la plus élevée de l'Europe » (1,681
toises), Zumstein « éprouva une certaine oppression de poitrine qui
l'empêcha de fermer l'œil de la nuit. Peut-être, ajoute-t-il prudem-
ment, cette agitation n'était-elle due qu'à la vive impatience du lendemain » (p. 257). En arrivant près du sommet, au moment où les
intrépides voyageurs traversaient, dans des marches taillées dans
la glace, une arête redoutable, « *le second en tête pâlit et s'appuya
en chancelant vers la pente de gauche* » (p. 241); *quelques frictions à la
neige le remirent sur pied.* Sur le sommet, après un certain temps de
repos, le pouls de Vincent donna 80 pulsations, celui de Zumstein, 101,
celui d'un des guides, 104; *et celui du chasseur qui s'était trouvé
mal,* 77, ce qui étonna à assez juste titre Zumstein.

Je regrette que le fait ne soit pas exposé avec plus de
détails. C'est ainsi qu'il n'est pas dit si c'est sur quelques
régions du corps ou sur le corps tout entier qu'ont été faites
ces frictions de neige. Il est bien probable cependant qu'elles
ont été étendues sur une assez grande surface ; car, sans cela,
on n'en aurait probablement pas fait mention. Mais, en admettant le cas très peu probable où ces frictions n'auraient été
faites, par exemple, que sur les mains et sur la face, le fait
n'en serait que beaucoup plus probant, à l'appui de la conviction dont je parlais tout à l'heure. Ainsi, sur *quatre* excur-

sionnistes, c'est le plus fragile d'entre eux, c'est-à-dire *celui qui ressent les plus fortes atteintes du mal des montagnes*, c'est celui-là qui, en arrivant au sommet, a la *tension sanguine la plus forte.* D'où vient cette particularité, très étonnante, en effet, quand on ne se représente pas bien le rôle considérable et que nous étudierons plus tard, que joue cette dernière dans une multitude d'actes physiologiques, très naturelle, au contraire, pour ceux qui auraient suivi attentivement les longs développements dans lesquels je suis déjà entré ? Elle vient de ce que *la neige, agent excito-moteur,* en réveillant la contractilité des vaisseaux sur les régions de la peau où elle a été appliquée, a rétabli la *tension sanguine extrêmement affaiblie.* Ici, *ce n'est pas l'oxygène* qui a rétabli cette tension sanguine, *c'est la neige,* ou si l'on aime mieux, l'*eau froide* et, une fois le branle donné, si je puis ainsi dire, c'est le sang lui-même qui parvient à trouver une ration suffisante d'oxygène dans l'air, pourtant plus raréfié, qui arrive nécessairement aux poumons à une dépression barométrique plus marquée.

Ce qui précède nous permet de comprendre comment peut s'établir *l'accoutumance* pour la même personne, celle-ci finissant par adapter sa tension sanguine au milieu plus ou moins pauvre en oxygène où elle est obligée de respirer. Les observations de M. Jourdanet démontrent cependant qu'il s'en faut de beaucoup qu'une parfaite accoutumance vienne toujours à s'effectuer sûrement. On s'explique de même que certains ascensionnistes n'éprouvent aucun symptôme du mal des montagnes, même à des hauteurs très élevées. Leur immunité provient à coup sûr de ce qu'ils *sont doués naturellement d'une forte tension sanguine.* Car on ne comprendrait pas autrement qu'ils pussent librement respirer là où leurs compagnons de route sont parfois rudement éprouvés par le milieu peu oxygéné où ils se trouvent et qui est cependant le même pour tous. La même différence s'observe chez divers animaux : c'est ainsi que le lama et le condor peuvent vivre sans malaise à de très grandes hauteurs, tandis que le chat résiste beaucoup moins aux funestes effets du manque d'oxygène.

Le fait rapporté par M. Zumstein, dés plus insignifiants en apparence, revêt donc, au contraire, une importance des plus grandes pour la question qui nous occupe. Et, si on le rapproche de ceux beaucoup plus nombreux et dont il a déjà été question, qui se rapportent à l'influence si favorable qu'exerce l'arsenic sur la respiration des ascensionnistes qui en font usage, on peut pressentir tout le parti que l'on peut tirer *des agents de la série excito-motrice* pour le traitement prophylactique du mal des montagnes.

En veut-on une nouvelle preuve indirecte ? Je ne saurais pas en fournir de meilleure que la suivante :

M. Klebs[1] a déjà communiqué l'année dernière, à la Société de médecine de Berlin, les résultats de quelques recherches qu'il avait faites sur l'action toxique de l'oxyde de carbone, et il a continué depuis lors ses recherches, qui l'ont conduit à proposer un nouveau mode de traitement des accidents produits par cette intoxication. *Des expériences manométriques et l'observation directe de la circulation dans des ailes de chauve-souris* lui font admettre que *la réplétion considérable des vaisseaux périphériques* est due à *une modification survenue dans la tonicité de leurs parois.* C'est au trouble de la circulation qui résulte de là qu'il croit pouvoir rattacher la plupart des symptômes et des lésions que l'on rencontre chez les individus empoisonnés par l'oxyde de carbone. D'où la conclusion que, pour combattre ces accidents, il convient de recourir aux *moyens susceptibles de produire une constriction des vaisseaux.*

Des expériences qu'il a instituées dans ce sens, l'auteur conclut que le *seigle ergoté remplit le mieux cette indication;* que sous l'influence de ce médicament, la durée des accidents est notablement abrégée, et que le seigle ergoté peut même amener le rétablissement des fonctions après que les mouvements respiratoires se sont arrêtés, pourvu seulement que le cœur n'ait pas cessé de battre. M. Klebs s'est surtout servi, dans ses expériences, d'une solution d'ergotine de Bonjean, et il a constaté que des doses peu élevées de cette préparation peuvent être injectées à plusieurs reprises dans les veines sans inconvénient aucun. (Les doses sont indiquées d'une manière équivoque dans le texte que nous avons sous les yeux, et nous

---

1. *Communication à la Société de médecine de Berlin, sur l'action toxique de l'oxyde de carbone et sur un moyen de la combattre.* — Voyez dans *Gazette hebdomadaire de médecine et de chirurgie*, année 1865, p. 333.

ne pouvons, par conséquent, pas en tenir compte.) M. Klebs croit, en conséquence, qu'il faudrait recourir à ces injections (chez l'homme) dans les cas où la terminaison fatale paraît imminente, tandis que, dans les cas moins graves, on pourrait donner le médicament à l'intérieur.

M. Remak a fait remarquer, à propos de cette communication, que la première indication consiste à rétablir les fonctions hématosiques des globules sanguins, qui sont en quelque sorte paralysés dans l'intoxication en question, et il croit avoir trouvé dans le *courant galvanique constant* un moyen de remplir cette indication. M. Remak a en outre fait remarquer qu'il serait utile de rechercher si le principe actif de l'ergot ne pourrait pas être administré utilement par la méthode hypodermique. (*Deutsche Klinik,* n° 12. 1865.)

On a donc, dans l'étroit enchaînement de tous les faits qui précèdent, la preuve certaine et des plus évidentes que non seulement l'*oxygène* appartient bien à *cette même série excito-motrice* que nous avons étudiée longuement, mais qu'il en est même le pivot, comme je l'ai déjà montré par d'autres considérations. On voit ici, pour le dire en passant, toute la supériorité que mérite l'étude de la série médicamenteuse sur celle du médicament. Car c'est après avoir appliqué très souvent un certain nombre d'agents d'une même série, que j'ai été conduit à mettre en tête de la série, par rang d'importance physiologique, si je puis ainsi dire, un médicament dont je n'avais jamais fait usage. Or il se trouve que l'expérience des autres a déjà confirmé pleinement cette vue théorique. Tout le monde sait, en effet, sans que j'aie besoin de notes justificatives à l'appui, que l'emploi de l'oxygène ou de l'air comprimé se montre précisément des plus utiles là où les autres agents de la série sédative et excito-motrice ont été administrés avec succès, comme dans les bronchites simples ou prémonitoires de la phthisie, dans l'asthme, l'hémoptysie, et la phthisie pulmonaire elle-même, dans différentes cachexies et la cachexie paludéenne entre autres [1].

1. *Étude clinique de l'emploi et des effets du bain d'air comprimé,* par Eug. Bertin, 1 vol. in-8°. Paris et Montpellier, 1868. Et *Effets physiologiques et application thérapeutique de l'air comprimé,* par le Dr J.-A. Fontaine. Paris, 1877.

Il serait donc extrêmement important de pouvoir faire des expériences comparatives sur la valeur prophylactique des divers agents de la série excito-motrice, en ce qui concerne le mal des montagnes. On pourrait même, à cet égard, en se plaçant sous un de ces grands cylindres en tôle dans lesquels M. Paul Bert a fait ses intéressantes expériences sur lui-même (voy. p. 749), on pourrait fixer la *dose équivalente* des différents agents de la série. Ces expériences comparatives me remettent en mémoire un *traitement des plus simples et dont je ne crains pas d'annoncer d'avance les effets favorables* dans la plupart des cas où il sera appliqué avec soin : je veux parler *du traitement de la fièvre typhoïde à sa période prodromique par des bains quotidiens et prolongés d'air comprimé.*

Si les principales conclusions auxquelles je suis arrivé dans ce travail, conclusions théoriques et pratiques, sont réellement fondées, comme j'ose le croire, il me paraît impossible que ces bains d'air comprimé ne soient pas des plus salutaires, dans les circonstances que j'indique ; qu'ils ne puissent pas même, dans bon nombre de cas, sinon dans tous, empêcher le développement de la maladie confirmée, c'est-à-dire transformer en *typhus ambulatorius,* un mal qui aboutirait à une vraie fièvre typhoïde si on le laissait marcher. Ai-je besoin d'ajouter que cette sorte de traitement préventif aura d'autant plus de chances d'arriver à son but, qu'il aura été institué de meilleure heure ? Une ou deux heures de séance par jour me paraîtraient suffire *à priori*, et en ayant soin, pour ce remède comme pour tous les autres, de *graduer la dose suivant les sujets*, on jugerait, chaque fois, que la dose utile aurait été atteinte, c'est-à-dire que la pression barométrique aurait été élevée à la limite nécessaire (1/4, 1/2, une atmosphère de pression, et même plus en sus de la pression normale), au moment où le *malade éprouverait un bien-être marqué*, qu'il ne ressentirait plus son mal de tête ou ses vertiges et qu'il se sentirait plus ferme sur ses jambes.

Mais comment savoir, me dira-t-on, que l'on a affaire, dans ces cas, à de véritables fièvres typhoïdes ? Par un moyen très

.simple. On n'a qu'à interrompre les bains d'air comprimé de temps en temps, pendant un ou deux jours, chaque fois. Si l'on observe, par exemple, ce que j'ai vu chez deux malades pour le seigle ergoté, que les troubles observés se reproduisent invariablement à chaque interruption, comment pouvoir conserver des doutes sur le diagnostic? Quelle est l'affection morbide, en dehors de la fièvre typhoïde, qui donne lieu à ces symptômes prolongés, chez un jeune homme doué jusque-là d'une bonne santé et nouvellement arrivé, par exemple, dans une grande ville comme Paris? Si ce moyen ne suffisait pas, cependant, pour qu'on se trouvât bien édifié, pourquoi ne se livrerait-on pas à cette statistique bien simple et bien facile à établir : d'une part, compter avec soin les cas où, ces prodromes existant, on n'aurait rien fait pour conjurer le mal, d'autre part, évaluer avec le même soin ceux où l'on aurait eu recours à la médication en question? Et, si l'on observait, par exemple, ce que j'ai également vu pour l'emploi comparatif de l'expectation et du seigle ergoté, que la fièvre typhoïde vînt à se déclarer toujours ou presque toujours dans le premier cas et jamais ou presque jamais dans le second, c'est-à-dire après avoir employé les bains d'air comprimé, où pourrait-on trouver les éléments d'une plus forte certitude? Croit-on que de pareilles statistiques recueillies par des hommes habitués à l'observation attentive des malades, ce qui serait à la portée du commun des médecins, ne seraient pas de nature à nous édifier bien vite sur la valeur de ce moyen, lequel a, d'ailleurs, l'avantage de pouvoir être employé, sans le moindre scrupule de conscience, dans toutes les grandes villes où les appareils nécessaires existeraient? Il arriverait sans doute qu'on ne pourrait pas affirmer si l'on a réellement guéri tel ou tel cas en particulier. Mais la chose serait assurément sans la moindre importance, dès l'instant où l'on saurait au bout d'un certain temps, qu'on a réellement guéri le plus grand nombre de sujets qu'on aurait mis en traitement.

Mais, pour revenir au traitement du mal des montagnes, je n'oserais me fier, pour ma part, pour les cas qui pourraient devenir très graves, comme dans les ascensions aérostatiques très élevées, je n'oserais me fier qu'au seul traitement curatif préconisé par M. Paul Bert.

Il suffit, dit cet éminent physiologiste à la page 1095, pour être complètement à l'abri, de respirer un air d'autant plus oxygéné que la pression diminue davantage ; en telle sorte que la tension du gaz vivifiant reste toujours la même, ou du moins soit toujours égale, sinon supérieure à celle qui existe dans l'air, sous la pression normale. Dans les ascensions en ballon, rien de plus simple à exécuter, l'espace ne faisant pas défaut. On suspendra donc au cercle de l'aérostat deux ballonnets de baudruche, dont l'un, plein d'un mélange à 70 pour 100 d'oxygène, servira pour les hauteurs de 5 à 7,000 mètres :

$$\text{tension de l'oxygène à } 6{,}000 \text{ mètres} = 70 \times \frac{35}{76} = 32 \text{ environ.}$$

L'autre, aussi pur que possible (95 pour 100 en pratique), servira pour les hauteurs supérieures : à 9,000 mètres, la tension oxygénée du mélange vaudra à peu près $95 \times \frac{24}{76} = 30$, c'est-à-dire qu'elle sera double de celle de l'air ordinaire à 2,700 mètres. La grandeur des ballonnets devra être calculée à raison de 10 litres par homme et par minute de séjour dans les régions dangereuses ; ainsi, dans le funeste et glorieux voyage du *Zénith*, il aurait fallu, pour éviter tout péril, et tirer un parti utile de toute l'ascension, emporter 1,300 litres du premier mélange et 1,800 litres du second, soit environ 3 mètres cubes dans des ballonnets ayant 9 mètres de capacité, à cause de la dilatation extrême du gaz à ces hauteurs. Mais cette quantité, il faut le dire, eût été tout à fait un *maximum*.

Je ne saurais recommander trop énergiquement d'établir, à partir de 5 à 6,000 mètres, une relation directe et forcée, à l'aide d'une embouchure analogue à celle des appareils Galibert et Denayrouse, entre la bouche des aéronautes et les ballonnets d'oxygène. Si semblable précaution eût été prise pour le *Zénith*, on n'aurait eu aucun malheur à déplorer ; qu'on se reporte à l'émouvant récit de M. G. Tissandier : « Je veux saisir le tube à oxygène, mais il m'est impossible de lever le bras. » S'il avait eu le tube à la bouche, ils étaient tous sauvés !

Un dernier mot me reste à dire, pour montrer la différence qui existe entre le mal des montagnes et la fièvre typhoïde, dont nous avons montré toute la ressemblance, jusque dans les plus petits détails.

Le mal des montagnes représente l'asphyxie dans sa moda-
lité la plus simple. Un homme est habitué à une certaine dose
d'oxygène, dose dont il a besoin pour maintenir sa tension
sanguine dans les limites nécessaires pour lui à l'entretien de
la nutrition et de la vie. Or, tout d'un coup, cette dose descend à la moitié, au quart et même à beaucoup moins, de la
dose normale. Aussi qu'arrive-t-il? C'est que tous ses muscles,
et ceux du cœur et des vaisseaux en particulier, sont frappés
d'une impuissance relative, la tension sanguine s'affaiblit et
le liquide nourricier, ralenti dans son cours, n'arrive plus aux
poumons pour s'y revivifier. Que faut-il pour faire cesser cet
état d'asphyxie? De deux choses l'une : ou augmenter rapidement la tension sanguine par un moyen quelconque, tout en
restant dans le même air peu oxygéné ; ou respirer sur-le-
champ dans un milieu plus dense où la tension sanguine ne
tarde pas à s'effectuer dans des conditions relativement meil-
leures ou normales. Ainsi *trop peu d'oxygène* en commençant,
assez d'oxygène un peu plus tard, et avec cela intégrité parfaite
du tissu musculaire, d'où un rétablissement des plus rapides.
Voilà, en quelques mots, tout le mal des montagnes.

La fièvre typhoïde, au contraire, constitue un genre d'asphyxie un peu plus compliqué. Le phénomène primordial, si
je puis ainsi dire, est une *tare* musculaire. On parvient bien,
à force d'excitants, et on y parvient d'autant plus vite généralement qu'il s'agit d'un enfant jeune, à rendre aux muscles
du cœur et des vaisseaux la force contractile qui leur manque
pour se contracter suffisamment sur la masse sanguine qu'ils
contiennent. Mais, cet excitant vient-il à faire défaut, la *tare*
musculaire reparaît à l'instant, jusqu'à ce qu'on lui ait donné
le temps de se réparer par les actes toujours lents de la nutrition. C'est ce qui explique la persévérance que l'on doit déployer dans le traitement de la fièvre typhoïde, quel que soit
l'agent médicamenteux auquel on ait recours. Ainsi, dans la
*fièvre typhoïde, ce n'est pas l'oxygène qui fait primitivement dé-
faut au sang, c'est plutôt le sang qui ne va pas à l'oxygène des
poumons.* — On comprend même qu'il puisse exister des em-

poisonnements graves d'une autre nature, *le typhus des camps ou des prisons* par exemple, dans lesquels les excitants qui font merveille dans la fièvre typhoïde, puissent complètement échouer et restent impuissants à rétablir la contractilité éteinte des muscles vasculaires. Voilà, du moins, ce que j'ai cru observer dans quelques cas qui ont été par hasard soumis à mon observation.

Mais, quelle que soit la cause qui déprime le système musculaire, — et, pour nous en tenir à notre comparaison du mal des montagnes et de la fièvre typhoïde, — quel que soit le mécanisme de la production du mal dans les deux cas, le résultat final devient le même pour l'individu qui *s'asphyxie.* Seulement, dans le mal des montagnes, les désordres se produisent en quelques heures, nous avons affaire à une asphyxie rapide, qui a une grande tendance à se dissiper vite, tandis que, dans la fièvre typhoïde, il s'agit d'une *asphyxie lente* qui, à l'inverse de l'autre, a une grande tendance à persister. Une dernière preuve qu'il en est ainsi, ce sont les observations de M. Carret (de Chambéry) [1] et autres médecins dont je n'ai pas les noms présents à la mémoire, observations qui prouvent que des épidémies de fièvre typhoïde peuvent se développer dans les habitations chauffées à l'aide de poêles en fonte. Ici, c'est probablement le globule sanguin qui est primitivement altéré par l'oxyde de carbone qui s'échappe de ces poêles rougis. Mais, ce n'en est pas moins une autre *forme lente d'asphyxie,* ce qui suffit à caractériser *la fièvre typhoïde.* C'est l'air vicié par les poêles en fonte qui remplace, dans ce cas, l'air vicié des grandes villes ou le contage typhoïde dans les formes ordinaires de cette affection morbide. Mais les conséquences n'en sont pas moins les mêmes sur l'organisme tout entier.

Pour résumer en quelques mots le présent paragraphe, je dirai donc que l'oxygène, je crois l'avoir surabondamment prouvé en m'appuyant sur les expériences physiologiques si

1. *Gazette hebdomadaire de médecine et de chirurgie,* année 1868, p. 73 et *passim.*

lumineuses que nous devons aux savantes recherches de
M. Paul Bert, que l'*oxygène*, dis-je, appartient bien aux agents
de la série sédative et excito-motrice, dont il possède d'ailleurs
les principales propriétés thérapeutiques.

IV

DE QUELQUES APERÇUS SUR LE RÔLE PHYSIOLOGIQUE
DE LA PRESSION SANGUINE,
A L'ÉTAT DE SANTÉ ET A L'ÉTAT DE MALADIE

Quoique j'aie maintes fois laissé pressentir, dans l'exposé de
ce travail, l'importance physiologique de la pression sanguine,
j'espère que personne ne voudra me faire l'injure de croire
que j'aie quelque prétention à l'avoir découverte. La pression
sanguine est parfaitement connue de tous les médecins et se
trouve mentionnée, d'une manière très explicite, dans tous
les traités de physiologie; j'ai tenu moi-même à fournir la
preuve du fait que j'avance, en reproduisant, à la page 137,
deux citations concernant l'existence de cette pression à l'état
normal. Mais c'est un de ces trésors à côté desquels on passe
bien souvent sans songer à l'utiliser, c'en est un que j'ai dédai-
gné tout le premier, ou plutôt dont je n'ai jamais eu l'idée de
tirer parti avant que je me fusse livré à ces recherches pa-
tientes et minutieuses. Ce n'est que lorsqu'on en a une bonne
fois obtenu un sérieux profit, qu'il vous vient à l'esprit d'ex-
ploiter ces mines fécondes dont on ne parvient à ouvrir le flanc
qu'après un rude et constant travail préparatoire.

Il serait aussi impossible que déraisonnable de chercher à
montrer du premier coup toutes les ressources que peut nous
offrir un phénomène physiologique d'une portée générale, pour
l'explication, je ne dirai pas complète, mais quelque peu fondée, d'une multitude d'autres phénomènes secondaires. Mais
ce que l'on peut faire sans danger, c'est de se livrer à quelques

aperçus qui ont l'avantage d'ouvrir les yeux à la lumière, de faire naître des idées dans l'esprit flottant et indécis, de le diriger enfin dans la recherche de la vérité. De même avant de jeter définitivement l'esquisse de sa toile, le peintre médite longuement son sujet, fait plusieurs croquis et ne conserve que ceux qui lui paraissent bien conçus, faisant bon marché de tous les autres.

On voudra donc me permettre, je l'espère, de m'inspirer de son exemple et de jeter ici à la hâte, sans préparation et sans recherches d'aucun genre, quelques aperçus physiologiques sur des questions aussi vastes que pleines d'intérêt, ou si l'on aime mieux, quelques croquis pour une toile dont je ne verrai jamais la fin. Je réclame donc encore une fois toute l'indulgence de l'Académie, que je ne voudrais pas mettre cependant à une trop rude épreuve.

J'entre donc, sans autre préambule, dans l'exposé succinct et rapide de certains phénomènes vitaux dans lesquels la pression sanguine me paraît jouer un rôle important : 1° *à l'état physiologique* chez l'adulte, la femme enceinte et le fœtus jusqu'au moment de la naissance ; 2° *à l'état pathologique,* tant en chirurgie qu'en médecine.

1° Je ne saurais donner une idée plus nette et plus précise de la pression sanguine que celle qui se trouve exprimée par M. Beaunis, à la citation de la page 137. On voit, par ces courtes explications, que le sang se trouve constamment en *conduite forcée,* qu'il est toujours plus ou moins comprimé par le cœur et les vaisseaux qui lui servent de réceptacle. Or cette tension est sujette à varier, comme le dit très bien ce savant professeur, et elle varie même dans certaines limites à l'état de santé.

C'est la tension sanguine qui permet au sang, à l'état normal, de lutter contre la pesanteur. On ne comprendrait pas autrement que, durant la station debout ou dans la marche, le sang pût se maintenir dans les vaisseaux cérébraux. Et encore faut-il de la part de ces derniers une certaine habitude, pour qu'ils ne ressentent plus les effets de la pesanteur ; car

tout le monde sait qu'au début de la convalescence, surtout
après une longue maladie, la tendance à la syncope est des
plus prononcées. Pour la même raison, la face devient rouge,
lorsqu'on vient à placer la tête dans une position déclive pendant quelques instants seulement, et il serait impossible de la
maintenir longtemps dans cette position.

Le besoin de sommeil ne pourrait-il pas s'expliquer par une
diminution de la pression sanguine, comme il arrive accidentellement pour le mal des montagnes? On s'expliquerait facilement que, les muscles vasculaires venant à se fatiguer comme
tous les autres organes du système musculaire, cette fatigue
entraînât une diminution de la pression sanguine. Or celle-ci
a bien moins à lutter, pour soulever le poids du sang, dans la
position horizontale pendant le sommeil que dans la position
verticale ou assise, à l'état de veille. Mais, même pendant le
sommeil, les muscles vasculaires doivent se contracter; ils
sont à l'état de tonicité comme le sont tous les autres muscles,
qui sont actifs néanmoins quoiqu'ils ne se contractent pas
énergiquement.

La faim me paraît produite par une augmentation de la
tension sanguine; voilà pourquoi *tous les agents de la série
excito-motrice, y compris l'oxygène,* donnent de *l'appétit.* —
La soif, au contraire, serait produite *par une diminution de
cette même tension.* On s'explique de la sorte que le froid ou un
peu d'exercice donne faim et que la chaleur ou beaucoup
d'exercice donne soif.

Beaucoup de femmes bien portantes se trouvent mieux
disposées, jouissent d'une meilleure santé, ont plus d'appétit
durant les quelques jours qui précèdent les règles. Ne serait-ce
pas pour la raison que la tension sanguine doit se trouver en
ce moment légèrement augmentée? Beaucoup de troubles
du début et l'amélioration si ordinaire de la fin de la grossesse ne pourraient-ils pas s'expliquer aussi, jusqu'à un
certain point, 1° par une diminution de la pression alors que
les vaisseaux utéro-ovariens subissent en commençant un si
énorme développement; 2° par une augmentation de pression

consécutive, lorsque la circulation utéro-placentaire a acquis son presque entier développement?

Je ne crois pas que tous les accoucheurs se soient encore mis parfaitement d'accord sur la question de savoir s'il est possible de reconnaître ou plutôt de soupçonner le sexe de l'enfant, d'après le nombre plus ou moins grand des doubles pulsations fœtales constatées à la fin de la grossesse. Je me rangerais volontiers *à priori* à l'avis de ceux qui pensent qu'il doit être moins grand chez les garçons que chez les filles, les premiers étant généralement plus forts que les secondes et devant avoir par là même une tension sanguine supérieure.

Mais un fait parfaitement avéré est le suivant, c'est que, pendant l'accouchement, les battements du cœur de l'enfant diminuent de fréquence pendant le *summum* de la contraction utérine. Ce fait a été signalé, depuis longtemps, par mon illustre maître et compatriote M. Depaul :

... Les contractions utérines normales, dit-il encore dans une publication récente[1], produisent des modifications passagères qui n'ont aucune influence sur la vie du fœtus. — La plus importante de ces modifications, c'est *le ralentissement des doubles pulsations,* précédé ou suivi dans un grand nombre de cas de leur accélération passagère.

Au début de la contraction, il y a une légère accélération de courte durée à laquelle succède, dès que la contraction est plus énergique, *un ralentissement notable*; puis, à peine la tension de l'utérus commence-t-elle à céder, qu'on voit le nombre des pulsations augmenter pour reprendre le rythme ordinaire quelques secondes après que la contraction a complètement disparu.

Or qu'arrive-t-il dans ce cas-là? La tension sanguine du fœtus doit être notablement augmentée, par la contraction utérine d'une part qui porte momentanément obstacle à la circulation de l'organe gestateur, et par la compression d'autre part exercée sur le placenta par le fœtus lui-même. Dans la grande majorité des cas, en effet, c'est comme si ce dernier venait à s'asseoir sur son poumon.

---

1. Article *Auscultation obstétricale.* — *Dictionnaire encyclopédique des sciences médicales* de M. Dechambre, p. 316.

Mais, pour ne pas quitter le terrain de l'obstétrique, je dirai qu'une des applications à la fois les plus neuves et les moins contestables des données précédentes se rapporte précisément aux changements instantanés qui s'opèrent tant chez la mère que chez le fœtus, immédiatement après l'accouchement. On n'a, pour s'en convaincre, qu'à jeter les yeux sur la *fig*. 5.

Qu'arrive-t-il, par exemple, du côté de la mère, après la délivrance? Si l'utérus se rétracte et se contracte convenablement, ce qui est le cas ordinaire, cela tient à ce que la pression sanguine subit une augmentation évidente, puisque tout le sang qui affluait quelques instants auparavant de l'utérus au placenta est obligé de passer en entier dans la circulation générale. Aussi, nous avons : 1° comme conséquence immédiate, *l'écoulement des lochies*, la tension sanguine énergique qui s'est développée venant à lutter contre la force de rétraction constante de l'utérus ; 2° comme conséquence éloignée, l'abaissement du pouls, observé si fréquemment chez les femmes récemment accouchées après que les fatigues de la parturition se sont dissipées. — Or, *cet abaissement du pouls est l'indice le plus sûr que nous ayons de cette augmentation de tension ;* 3° comme conséquence plus éloignée encore, la turgescence des seins, au moment où va s'établir la sécrétion lactée. Que peut indiquer *cette turgescence des seins,* si ce n'est une influence manifeste, quoique lente à s'effectuer, de cette pression exagérée sur les artères mammaires qui finissent cependant par se laisser forcer? D'où vient cette lenteur? C'est qu'il y a une forte résistance opposée par ces artères, comme il s'en était déjà produit une semblable du côté de l'utérus, pour s'opposer à l'écoulement du sang après la délivrance. Mais, dans les deux cas, la pression sanguine reste en définitive la plus forte: je parle, bien entendu, de l'état normal dont nous nous occupons en ce moment.

L'influence relative à la détermination de la sécrétion lactée me paraît d'autant mieux fondée, qu'elle s'exerce de la même façon, quoique avec moins d'intensité, lorsque le fœtus vient à

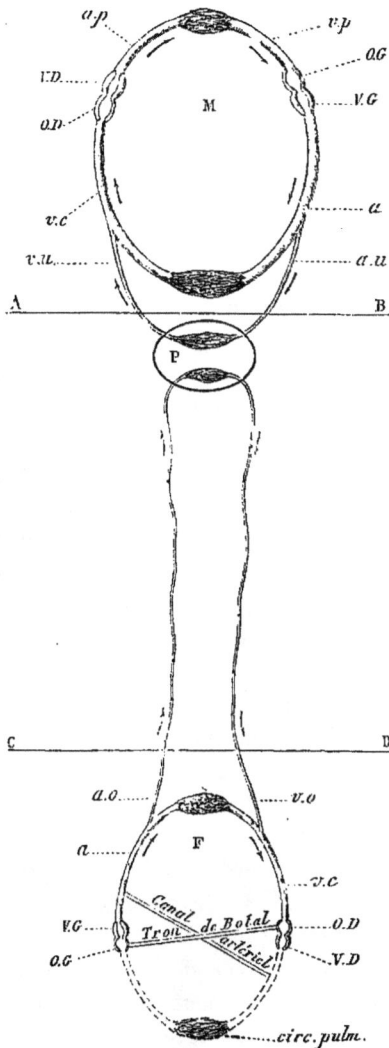

Fig. 5.

M. Mère. — F. Fœtus. — P. Placenta. — A. B. Trait de séparation de l'utérus d'avec le placenta après la délivrance. — C D. Section du cordon après la naissance. Les autres lettres n'ont pas besoin d'explications et se comprennent facilement.

N. B. — Le trou de Botal a dû être représenté par un canal à cause de la séparation des deux cœurs.

12

mourir dans le sein de sa mère. Car la pression sanguine doit inévitablement augmenter chez celle-ci, dès l'instant où le sang qui afflue toujours au placenta par les artères utérines n'est plus utilisé par le fœtus qui l'exportait auparavant pour sa propre nutrition.

On le voit, il existe une *tendance naturelle, après l'accouche-ment, à l'augmentation de la tension sanguine de la mère,* ten-dance salutaire s'il en fut, puisque par le fait seul de cette augmentation de tension, le muscle utérin, comme tous les autres muscles, doit redoubler de force et d'énergie. On ne sait que trop combien, dans certains cas, heureusement excep-tionnels, cette tendance naturelle a besoin d'être secondée et peut réclamer activement la plus puissante intervention de l'art. Mais, même dans ces derniers cas et en général dans toute la période post-puerpérale, il me semble que la pru-dence exige qu'on se montre sobre d'agents excito-moteurs *énergiques,* tels que le seigle ergoté, ou du moins qu'on n'en prolonge pas l'emploi pendant trop longtemps. Car on s'expo-serait à augmenter outre mesure la tension sanguine ayant déjà une tendance à s'exagérer d'elle-même durant cette pé-riode ; on risquerait enfin de la sorte d'accroître les chances de développement de la gangrène à laquelle ne sont déjà que trop sujettes certaines femmes récemment accouchées.

Voyons maintenant ce qui se passe du côté du fœtus im-médiatement après la naissance ou mieux encore après la section et la ligature du cordon en C D. Or, pour une raison semblable à celle que j'ai déjà invoquée chez la mère, la quan-tité considérable de sang qui s'en allait au placenta par les artères ombilicales est obligée de passer entièrement par le corps du fœtus. Mais il ne peut pas se développer ici une augmentation de tension dans le sens précis du mot. Il s'agit bien plutôt d'une simple dérivation, le sang quittant certains canaux (les vaisseaux ombilicaux) pour se jeter dans d'autres tout prêts à le recevoir du côté des poumons. Mais qu'est-ce qui force ainsi le sang à subir cette dérivation, si ce n'est encore une augmentation de tension des plus réelles quoique

passagère, laquelle doit siéger dans le système aortique tout
entier, ce qui fait encore qu'une grande partie du sang doit
affluer directement par le canal artériel dans l'artère pulmonaire?

Mais je ne veux pas quitter cette intéressante question de
la circulation fœtale, sans montrer avec quelle admirable pré-
voyance tout a été calculé pour la transformation instantanée
du nouvel être ou plutôt pour son passage rapide à une vie
nouvelle! Le sang, en effet, chez le fœtus, doit arriver au cœur
droit avec une tension très faible, et cela pour deux raisons
bien simples. D'une part il est obligé de parcourir deux fois
et en sens inverse toute la longueur du cordon où se trouvent
trois vaisseaux flexueux pour le recevoir. D'autre part, le sang
venu de la veine ombilicale traverse le canal veineux pour
aboutir à la veine cave inférieure où il vient briser la colonne
sanguine charriée par ce dernier vaisseau, de telle sorte que
si le cours de ce liquide conservait encore trop de force en
arrivant à proximité du cœur, l'afflux de la veine ombilicale
parviendrait à l'affaiblir. Il en résulte qu'en arrivant à l'oreillette droite, le sang a bien plus de tendance à se porter vers
l'oreillette gauche par le trou de Botal, plutôt qu'à pénétrer
dans le ventricule droit. Et s'il arrive enfin que quelques portions d'ondée sanguine arrivent dans ce dernier, le liquide,
trop peu abondant pour être lancé avec force par le ventricule,
s'en ira plutôt du côté du canal artériel que du côté de l'artère
pulmonaire.

Une pareille disposition nous permet de pressentir le rôle
important que doivent jouer la veine porte et le système
lymphatique dans les modifications diverses à imprimer à la
pression sanguine. Que, par une cause ou par une autre, le
sang de la veine porte incline tantôt du côté de la rate et de
l'intestin, c'est-à-dire à l'un des points terminaux du système
artériel aortique, ou qu'il incline tantôt du côté du foie et par
son intermédiaire vers la veine cave inférieure, on comprend
que cette veine porte puisse jouer dans certains cas l'office
d'un véritable arc-boutant hydraulique, abaissant d'un côté

la tension sanguine et tendant de l'autre à l'augmenter. Il peut
en être de même du système lymphatique, dont l'origine aux
confins des systèmes artériel et veineux, et l'abouchement
direct dans les veines sous-clavières, peuvent, à un moment
donné, exercer une contre-pression du même genre dans un
sens ou dans l'autre. Quelles intéressantes recherches il y
aurait à faire sur ce point, si elles ne sont déjà faites! Comme
elles seraient dignes de tenter la curiosité des plus habiles
expérimentateurs!

2° A. — Depuis longtemps, en chirurgie, on a cherché à lutter, de diverses manières, contre les aberrations de la tension
sanguine, s'il m'est permis d'employer une semblable locu-
tion. Que fait-on, par exemple, lorsqu'on place, dans une position élevée, un membre atteint de phlegmon diffus ou qu'on
l'entoure d'un bandage compressif bien fait? Que fait-on autre
chose que venir en aide à la tension sanguine insuffisante des
artérioles de ce membre? Quant aux bandages ouatés que Nélaton et beaucoup d'autres chirurgiens ont appliqués sur les
membres atteints de tumeurs blanches, n'agissent-ils pas par
la compression des vaisseaux des parties molles, compression
qui peut s'opposer aux progrès de l'ostéomyélite dont les
épiphyses osseuses peuvent être le siège? Les bandages élastiques dans les varices n'agissent pas autrement; ils rempla-
cent par une tension artificielle la tension dont les parois des
veines sont naturellement douées. Nous verrons un peu plus
loin cependant qu'il ne s'agit pas là d'une action purement
locale;

On a été frappé, après certains cas d'amputation, quoique
le fait ne soit pas constant, d'une vigueur nouvelle de constitution que reprenaient certains blessés et à laquelle ils
n'étaient pas habitués, même quand ils étaient dans toute la
plénitude de leur santé ordinaire. Ce changement d'état doit-il
nous étonner, lorsqu'on songe à l'influence si favorable
qu'exerce sur la nutrition, l'augmentation de la tension sanguine, influence dont nous avons dû parler, à diverses reprises, dans le cours de ce travail?

Or la tension sanguine doit devenir d'autant plus forte, chez un amputé, que la section du membre a été faite à un endroit plus rapproché du tronc, car la capacité de l'appareil circulatoire se trouvant ainsi plus ou moins restreinte suivant le volume du membre retranché, on force de la sorte le sang destiné à irriguer ce membre et qui l'irriguait primitivement, à se mouvoir dans un espace plus étroit. D'où doit résulter nécessairement une distension plus ou moins grande de tous les vaisseaux du corps, autrement dit une *augmentation géné-rale de la tension sanguine.*

Or, qu'il s'agisse de l'amputation d'un membre ou de l'a-blation d'une tumeur considérable, laquelle servait de récep-tacle à une énorme quantité de sang, l'effet consécutif, on le comprend, sera identiquement le même : *l'augmentation de pression deviendra d'autant plus forte que la tumeur était plus vasculaire et plus volumineuse, ou, en d'autres termes, que le champ ainsi enlevé à la circulation générale sera lui-même plus considé-rable.* Or cette augmentation de pression pourra encore se traduire et se traduira parfois par une *amélioration de la santé générale, l'accroissement de l'appétit, etc.,* etc., changements que l'on voit s'opérer constamment, lorsque, pour une cause ou pour une autre, la circulation du sang devient plus active, ou, en d'autres termes, que les muscles vasculaires qui font progresser ce dernier se contractent avec plus d'énergie qu'auparavant.

Telles sont les raisons que j'ai fait valoir à la Société de chirurgie, dans la séance du 3 août dernier, pour expliquer une simple particularité d'une observation des plus remar-quables que présentait à la Société mon ami, M. Tillaux. Il s'agissait de l'ablation faite avec succès par cet habile chirur-gien d'un sarcome très volumineux du corps thyroïde ayant donné lieu à tous les symptômes du goître exophthalmique. On avait trouvé dans le cours de l'opération un développe-ment véritablement énorme des artères thyroïdiennes, puis-que le calibre de l'une d'elles égalait presque celui d'une caro-tide primitive. Or il est advenu qu'après le succès de cette opération hardie, le malade s'est trouvé débarrassé du même coup des troubles cardiaques qu'il éprouvait, et c'est précisément ce dernier résultat inattendu que signalait avec étonnement M. Tillaux, c'est ce résultat, dis-je, qui m'a paru s'expliquer naturellement par une augmentation considérable de la pression sanguine générale. On comprend seulement toutes les difficultés, l'impossibilité même où je me suis trouvé de fournir en quelques mots, à l'appui de mon opinion, les longs développements dans lesquels j'ai dû entrer dans le cours de ce travail. Aussi, n'ai-je pas été surpris de voir qu'en dépit de mes efforts, les raisons que j'invoquais et que j'ai signalées précédemment n'aient pas pu ressortir de ce court exposé avec toute la clarté désirable. Car, si toute proposition nouvelle exige l'attention la plus soutenue de la part de celui qui a été conduit à la concevoir et à l'émettre, elle n'en réclame pas moins une pareille vigilance d'esprit de la part de tous ceux qui ont pris simplement à tâche d'en vérifier la solidité et le fondement réel.

Je terminerai cette revue succincte des applications chirurgicales de cette simple notion physiologique, en disant ici quelques mots de l'influence marquée que me paraissent exercer des modifications particulières de la pression sanguine dans la production et le développement d'un certain nombre de tumeurs, sinon de toutes. Mais, quoique j'aie déjà eu soin de m'expliquer nettement à cet égard, je tiens expressément à ce que l'on ne puisse pas se méprendre sur la véritable portée qu'il convient d'accorder aux opinions que j'émets ici avec conviction sans doute, mais aussi avec toute la réserve qui s'impose aux esprits réfléchis, en face de ces grandes et difficiles questions dont il ne doit pas être défendu cependant d'aborder l'examen consciencieux.

Dans les aperçus qui vont suivre comme dans ceux qui précèdent, je n'entends nullement faire jouer un rôle exclusif aux diverses anomalies de la pression sanguine dans la pathogénie d'un si grand nombre d'affections morbides. Ces anomalies interviennent, à ce que je crois du moins, à titre de facteur plus ou moins important; mais elles ne suffisent pas à tout expliquer dans cette infinie variété de cas. Il reste à les confronter avec d'autres facteurs que j'ignore absolument et qu'il s'agit de déterminer avec précision dans l'étude d'un point donné de physiologie pathologique. On doit s'enquérir avec soin du moment où survient telle ou telle modification de la pression sanguine, du siège où elle se produit et du temps qu'elle dure, du degré d'intensité qu'elle présente dans un sens ou dans l'autre, de l'influence particulière qu'elle exerce sur la nutrition ainsi que sur telle ou telle fonction vitale, etc., etc., toutes notions qui peuvent seules conduire à des conclusions rigoureuses et doivent assurer pour l'avenir un fondement solide à ces grandes et belles études de physiologie pathologique générale qui illumineront un jour la médecine tout entière.

Mais n'est-ce pas un premier acheminement vers la solution d'une question des plus ardues que d'entrevoir une donnée générale importante et susceptible d'un très grand nombre d'applications particulières? Or tel est maintenant le sens dans lequel il convient d'interpréter ces simples aperçus qui sont loin de tout expliquer dans ces problèmes difficiles, mais qui n'en sont pas moins utiles à connaître dans toute voie nouvelle, où l'esprit ne peut cheminer qu'à tâtons, à travers l'obscurité la plus profonde.

Cela posé, pour bien nous rendre compte des principales conditions pathologiques dans lesquelles peut se trouver un organe quelconque par le fait d'une modification de la pression sanguine, survenue dans cet organe, pour bien comprendre surtout comment cette modification de pression peut y déterminer parfois la production d'une tumeur, rappelons en quelques mots, d'après le mécanisme que nous avons indiqué (pages 157 et suivantes) la manière dont s'y effectue la circulation à l'état physiologique. Nous avons vu que le sang n'afflue que par intervalles aux divers éléments anatomiques qui le constituent. Nous avons supposé (*fig.* 6) qu'il n'y existe que quatre de ces éléments, B, C, D, E; mais le nombre importe

peu. Les sphincters S et S′ sont comme les régulateurs du
cours du sang ; ils jouent l'office de véritables robinets s'ou-
vrant et se fermant alternativement. Le liquide nourricier

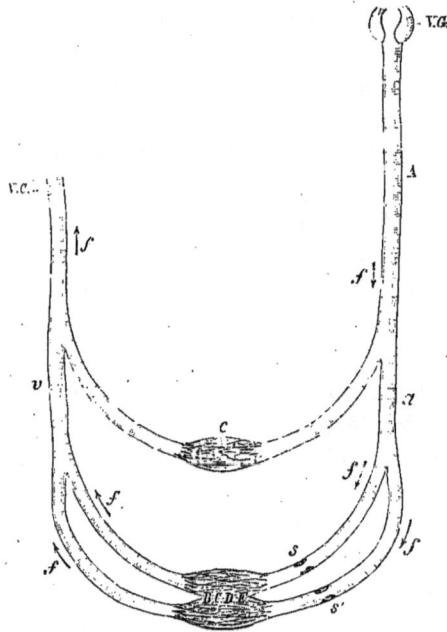

Fig. 6.

V. G. Ventricule gauche. — A. Aorte. — C Capillaires de la circulation générale
V. C. Veines caves. — a. Artère se détachant de l'aorte et dont deux divisions
vont se rendre au même organe. — S. S′ Sphincters de ces deux divisions artérielles. — v. Veine correspondant à l'artère a. — B. C. D. E. Éléments anatomiques de cet organe. — f. f. Flèches indiquant la direction du cours du sang.

n'arrive dans l'organe qu'après que la systole ventriculaire
vient de se produire et a forcé les sphincters artériels à se
dilater, et il cesse d'y arriver tout le temps que la tension
reste peu élevée dans le réservoir aortique, et ainsi de suite
à chaque révolution cardiaque.

Il suit de là que ces sphincters doivent jouer et jouent, en
effet, un rôle des plus importants dans l'accomplissement de

la nutrition, à laquelle ils impriment, pour ainsi dire, une sorte de rythme plus ou moins régulier. Sans attacher la moindre précision à la question de temps, je dirai, dans le but uniquement de mieux faire comprendre ma pensée, que la moitié du temps, c'est-à-dire 12 heures sur 24, chacun de nos organes reçoit le sang nécessaire à sa nutrition et que le reste du temps il élabore les divers matériaux dont ce sang est composé. Chaque élément anatomique puise ainsi, pendant un temps limité, dans le sang artériel, l'aliment propre à sa rénovation incessante et renvoie bien vite après et peu à peu dans le sang veineux les principes nuisibles ou inutiles dont il s'est chargé.

Aussi, qu'arrive-t-il si cette harmonie vient à être troublée profondément ou qu'elle se trouble faiblement, mais d'une manière permanente? Que doit-il arriver, en d'autres termes, si ces sphincters viennent à ne plus fonctionner avec leur régularité habituelle? Il doit en résulter des troubles de nutrition, troubles devant varier nécessairement avec la diminution ou l'excès de débit du sang, avec le plus ou moins de résistance, l'intégrité parfaite ou l'altération préalable des parois vasculaires elles-mêmes, avec le degré de force d'impulsion du cœur, la composition du sang, etc., etc., toutes conditions qu'il s'agit de déterminer avec le plus de précision possible dans chaque cas pathologique.

Sans tenir compte ici des divers genres d'embolies pouvant porter obstacle au cours du sang dans un département plus ou moins vaste de la circulation artérielle, supposons, par exemple, une contraction plus énergique, plus soutenue ou même permanente des sphincters artériels destinés à y régler le débit du sang, et nous observerons des troubles nutritifs ou autres, d'ischémie, d'anémie, d'atrophie ou même de gangrène. Si l'on pouvait reconnaître ou simplement soupçonner à temps l'existence de cet état de contraction ou de contracture musculaire, comment pourrait-on mieux y remédier, à défaut d'un débridement chirurgical inapplicable, qu'en administrant plus ou moins longtemps et à des doses plus ou moins fortes suivant les cas, l'un des agents de notre série à propriété sédative prédominante ?

Que l'on suppose, au contraire, un relâchement brusque ou prolongé, une sorte de dilatation permanente, forte ou faible, de ces mêmes sphincters, et l'on aura tantôt une simple congestion, si les capillaires résistent, et tantôt une hémorrhagie ou une apoplexie, s'ils sont trop faibles et qu'ils se rompent. Pour peu que cet état se prolonge et que les divers tissus s'altèrent au contact d'un sang trop riche ou trop abondant, on observera l'inflammation avec toutes ses conséquences possibles, l'abondance ou l'altération des produits sécrétés, la formation de pus, etc., etc.

Supposons encore (et toutes ces suppositions répondent à autant de cas variés de la pratique médicale) que cette dilatation, au lieu d'être rapide et excessive, se fasse lentement et par degrés, et nous aurons, suivant les cas, ou une hypertrophie générale, c'est-à-dire un accroissement uniforme de tous les éléments anatomiques, avec conservation de la forme de l'organe, ou une hypertrophie partielle, c'est-à-dire une augmentation de volume portant sur l'un ou l'autre ou sur quelques-uns seulement des éléments anatomiques constituants. On comprend, en effet, que la faculté d'assimilation, que la capacité nutritive de ceux-ci puisse varier suivant les cas et ne soit pas la même chez tous les sujets.

Qu'on suppose enfin, dernière supposition à laquelle je m'arrête, que la dilatation progressive des sphincters soit précédée ou s'accompagne d'une altération des parois vasculaires, tant du côté des petites artères que des capillaires, que doit-il arriver ? C'est que la pression sanguine permanente qui s'exerce à l'intérieur de ces petits vaisseaux fasse transsuder une partie des matériaux du sang à travers les parois de ces derniers, que cette même pression parvienne à dilater et à amincir en même temps ces vaisseaux affaiblis. Or, en laissant de côté les caractères histologiques proprement dits, n'avons-nous pas, dans cette double condition, épanchement d'un blastème et dilatation, amincissement ou même développement de nouveaux capillaires, ce que l'on a donné comme les principaux traits distinctifs du cancer? — On admet aussi généralement que ces vaisseaux nouveaux se forment par bourgeonnement sur les parois des capillaires existants. Or, s'il en est ainsi, on comprend aisément que la pression sanguine, en s'exerçant plus fortement à l'intérieur de ces petits vaisseaux, puisse contribuer pour une large part à la production de ces bourgeonnements successifs des parois vasculaires.

Sans vouloir entrer dans de plus longs développements sur ce sujet, j'invoquerai un argument anatomique qui prête un singulier appui à cette vue dont j'ai été frappé, sur l'influence que doit exercer la dilatation préalable des sphincters artériels d'une région, dans la production des tumeurs en général et des tumeurs cancéreuses en particulier : c'est que les artères qui avoisinent ces tumeurs acquièrent parfois un développement considérable. Dans un cas d'encéphaloïde du fémur cité par Broca [1], « l'artère nourricière de l'os..... était aussi grosse que l'artère radiale ».

On voit, d'après les considérations précédentes que, si on pouvait avoir quelques signes permettant de présumer le prochain développement d'un cancer, il n'y aurait rien que de très rationnel à recourir à l'emploi de l'un ou l'autre des agents de notre série qui jouissent d'une propriété excito-motrice dominante. Ces raisons théoriques ne suffisent pas sans doute pour entraver l'intervention active de la chirurgie, une fois que le cancer s'est développé et se trouve accessible à l'instrument tranchant. Mais comment, je le demande, ne pourraient-elles pas être décisives, lorsqu'il s'agirait, je ne dirai pas de prémunir les malheureux opérés contre les dangers d'une récidive presque fatale, mais de leur montrer du moins qu'on ne les abandonne pas au triste sort qui les attend, et ils ne le connaissent que trop généralement, dans un avenir plus ou moins prochain? Comment ces mêmes rai-

---

1. *Mémoire sur l'anatomie pathologique du cancer*, voyez dans *Mémoires de l'Académie de médecine*, t. XVI, p. 592, année 1852.

sons ne seraient-elles pas hautement déterminantes, lorsqu'on aurait affaire à d'autres tumeurs non cancéreuses dont la profondeur du siège ou la situation au milieu d'organes importants pourrait en rendre l'ablation impossible ou par trop dangereuse?

Il y aurait sans doute de la présomption à vouloir, d'après ces simples aperçus, fonder des espérances sérieuses sur de pareilles tentatives. Mais ce serait aussi commettre une faute grave contre les règles les plus élémentaires d'une saine thérapeutique, que de repousser systématiquement l'emploi d'un moyen rationnel dans des circonstances aussi périlleuses, alors surtout qu'on se trouve réduit à se croiser stoïquement les bras devant de terribles menaces de récidive ou devant l'impossibilité de recourir à une opération chirurgicale.

Il ne faut pas croire cependant que j'entende préconiser ici un traitement banal ou insignifiant, institué uniquement dans le but de relever le moral de certains malades ou opérés. Car, dans des conditions beaucoup plus défavorables, c'est-à-dire en pleine période d'accroissement de certaines tumeurs, il a déjà donné sinon des succès bien brillants, du moins quelques résultats très encourageants dont il est parfaitement légitime de poursuivre le cours avec persévérance.

Dans son remarquable *Traité des tumeurs*, en effet, Broca, qu'on ne peut pourtant pas accuser d'enthousiasme pour la thérapeutique, consacre deux chapitres à l'exposition du traitement des tumeurs par la réfrigération et la congélation d'une part et par l'électrisation de l'autre. Or, en maints passages, il ne ménage pas l'éloge à ces deux agents (*eau froide* et *électricité*), lesquels, comme nous l'avons déjà vu, peuvent être considérés comme des types de notre série excito-motrice. Ces chapitres ne se prêtent guère à l'analyse, et il serait trop long, d'un autre côté, de rappeler, même en les résumant, les faits intéressants qui s'y trouvent relatés. Mais j'en détacherai les quelques citations suivantes :

Le premier procédé (celui de la *réfrigération ordinaire*), dit Broca (p. 453), consiste à appliquer simplement sur la tumeur une vessie pleine de glace, qu'on laisse en place quelques heures par jour, ou au besoin pendant toute la journée. Tout le monde connaît le mode d'action de ce procédé, qui fait contracter les vaisseaux et diminuer l'afflux de sang. Il produit en outre *un effet anesthésique* sur les filets nerveux superficiels, mais il ne congèle pas les tissus, il ne leur fait subir qu'un froid modéré; il n'exerce sur leur nutrition qu'une influence légère. On conçoit, toutefois, qu'il puisse entraver l'exhalation et l'organisation du blastème, retarder le développement de la production accidentelle, et même en favoriser la résolution. L'observation de M. Simon prouve que cette résolution peut être complète, mais un pareil résultat est certainement très exceptionnel.

Page 455 :

Il est certain que la congélation produit dans le tissu des tumeurs des effets assez durables, puisque plusieurs fois on a vu les douleurs les plus vives disparaître pour plusieurs jours. Dans un cas que j'ai déjà mentionné, et où la séance de congélation n'avait duré que trois minutes, les douleurs n'avaient pas encore *disparu* [1] au bout de quatorze jours. Une action purement anesthésique, c'est-à-dire limitée aux filets nerveux, ne durerait pas aussi longtemps. Il est donc probable que la congélation agit non seulement sur la douleur, mais encore sur la cause de la douleur, ce qui suppose qu'elle modifie réellement l'état du tissu morbide. . . . .
. . . .
. . . . . D'après les faits qui sont venus à ma connaissance, d'après ceux que j'ai observés, je crois pouvoir affirmer que, dans beaucoup de cas, cette méthode (*de la réfrigération en général*) est un puissant palliatif de la douleur qui complique les tumeurs cancéreuses ou autres. C'est une ressource peu usitée en France, mais qui me paraît fort précieuse.

J'ajoute, mais avec plus de réserve, que la réfrigération et la congélation peuvent ralentir la marche des tumeurs dites de mauvaise nature; mais ce moyen est trop incertain pour qu'on puisse conseiller de l'appliquer aux tumeurs encore opérables. C'est donc plutôt, dans l'état actuel des choses, une méthode palliative qu'une méthode curative.

Quant à l'électrisation, elle serait, d'après Broca, d'une application encore plus restreinte et ne conviendrait guère qu'au

---

1. Le texte porte le mot : *disparu*, quoique l'auteur ait voulu certainement dire que ces douleurs n'avaient pas *reparu*.

traitement des hypertrophies ganglionnaires dont on a pu de la sorte obtenir, en certains cas, la résolution partielle ou générale (voir aux *Notes justificatives*, n° 72). Or c'est à l'action *excitante* qu'elle exerce sur les tissus que seraient dus, selon le même auteur, les effets thérapeutiques qu'elle produit.

Lorsqu'on traite une tumeur par la méthode de l'électrisation, dit ce savant et regretté chirurgien (p. 467), on se propose d'utiliser les propriétés excitantes de l'électricité, et non ses propriétés chimiques. Or l'action excitante de l'électricité est instantanée, et il faudrait qu'elle fût extrêmement violente pour produire un effet durable, acheté, selon toute probabilité, au prix d'une commotion dangereuse. Ce n'est donc pas par l'intensité de la décharge qu'on doit chercher à provoquer dans les tumeurs des changements favorables, et il faut se résigner à n'employer que des appareils d'une force modérée; mais une excitation instantanée peu énergique serait très peu efficace, si l'on n'avait la ressource de la reproduire plusieurs fois de suite dans une seule séance. C'est par la répétition de cette action légère qu'on peut espérer de transmettre sans danger au tissu des tumeurs une excitation suffisante.

Ce que je viens de dire de l'influence des modifications de la pression sanguine sur le développement des tumeurs en général nous permettra mieux de comprendre ce qui doit se passer dans la production de certaines variétés de glaucome, sinon dans toutes. Supposons que les sphincters musculaires préposés à la distribution régulière du sang dans l'œil viennent à subir un relâchement subit ou progressif, peu importe d'ailleurs que ces sphincters siègent dans les artères ciliaires ou dans l'artère ophthalmique d'où émanent ces dernières. Que résultera-t-il de là, si ce n'est que la pression artérielle générale provenant du réservoir aortique viendra à s'exercer d'une manière permanente sur les vaisseaux de l'œil et amènera ainsi cette tension intra-oculaire excessive qui caractérise le glaucome?

Si cette explication est réellement fondée, il doit exister dans cette dernière affection une dilatation plus ou moins marquée des vaisseaux artériels qui fournissent le sang à l'organe oculaire. Or voici ce que l'on peut lire dans un excellent article publié tout récemment par M. Ch. Abadie[1] sur *les Indications de l'iridectomie et de la sclérotomie dans le glaucome :*

Brailey, dans tous les yeux glaucomateux qu'il a eu l'occasion d'examiner, a presque toujours trouvé deux lésions constantes : d'une part, *une dilatation des vaisseaux qui fournissent l'apport sanguin au globe oculaire*; d'autre part, une sclérose du nerf optique. La dilatation des vaisseaux afférents s'explique naturellement, si l'on songe que la tension intra-oculaire venant à s'élever par une cause quelconque, la pression artérielle s'élève nécessairement dans la portion intra-oculaire des vaisseaux, et par suite les vaisseaux doivent se dilater. Si cette dilatation, qui s'accompagne d'un amincissement des parois, dépasse une certaine mesure, elle persistera, quoi qu'on fasse, et l'afflux sanguin destiné à la nutrition de l'œil sera désormais trop considérable.

Quoique je n'aie pas la moindre compétence en ophthalmologie, j'inclinerais à croire pour ma part, en me guidant uniquement sur les longues considérations qui précèdent ou qui suivent sur le rôle joué en pathologie par les variations de la pression sanguine, que l'excès de tension artérielle dans le glaucome dût être regardé plutôt comme cause que comme effet. D'où il suivrait que les injections d'ergotinine de Tanret que préconise M. Abadie avant de pratiquer l'iridectomie, ne seraient pas seulement utiles pour prévenir les hémorrhagies intra-oculaires consécutives à l'opération, mais qu'elles serviraient encore à modérer l'afflux sanguin dans les artères ciliaires, en faisant contracter les sphincters artériels dont j'ai déjà parlé. Je ne serais pas davantage étonné de voir, d'après les mêmes raisons, que l'ergot de seigle administré sous cette forme ou sous une autre, ou que tout autre agent de la série excito-motrice, se montrât d'autant plus utile qu'il serait employé à une période moins avancée du glaucome, et même que l'iridectomie ou la sclérotomie devînt ainsi inutile en bien des cas. Quoi qu'il en soit, c'est là une expérience à

1. Voyez *Bulletin général de thérapeutique*, numéro du 15 novembre 1881, page 395.

tenter avec tout profit pour les malades et sans le moindre
inconvénient à redouter pour le succès d'une opération ultérieure, en admettant que celle-ci devienne tôt ou tard nécessaire.

B. — La ca se que nous étudions me paraît avoir enfin une
influence des plus considérables sur la production d'une foule
d'états morbides, légers ou sérieux, qui relèvent du domaine
de la médecine proprement dit. Parmi les affections presque
insignifiantes, je citerai le coryza et la migraine. Certaines
hémorrhagies, dites idiopathiques, peuvent également ne pas
avoir d'autre origine. Toutes ces affections peuvent prendre
naissance par suite d'une diminution partielle de la pression
sanguine siégeant dans les vaisseaux d'une région limitée ou
dans un organe, par exemple. — Les expériences de M. Paul
Bert (p. 716 et 750) prouvent d'autre part l'influence que la
dépression barométrique ou, ce qui revient au même, la diminution de la pression sanguine peut exercer sur le développement des gaz intestinaux. Et ces expériences trouvent
une contre-épreuve des plus concluantes dans ce fait bien
connu : que les ouvriers qui descendent dans des tubes à air
fortement comprimé ne tardent pas à constater sur eux-
mêmes une diminution notable du volume de l'abdomen,
qu'ils sont, en d'autres termes, obligés de serrer plus fortement leurs pantalons.

Mais d'autres affections, beaucoup plus graves, pourraient
se rattacher également, sinon toujours, du moins dans certains cas, à ce même défaut de pression partielle dans un
organe déterminé ou même dans une région plus ou moins
limitée de cet organe. Telles pourraient être l'épilepsie et
l'angine de poitrine, qui peuvent d'ailleurs, selon l'observation
de Trousseau, s'associer parfois chez le même sujet. Pour
bien se représenter, par l'influence en question, le mode de
production possible de ces accidents graves arrivant à l'improviste, on n'a qu'à se rappeler ce que tout le monde a pu
observer et ce qui se passe dans la vulgaire crampe muscu-

laire. On constate tout à coup qu'un ou plusieurs muscles se raidissent, en produisant parfois une douleur des plus intenses, et cet état peut se prolonger sans la moindre interruption pendant une minute ou même davantage. Une crampe au mollet n'a pas de grands inconvénients et ne laisse après elle qu'un léger endolorissement qui se dissipe plus ou moins vite de lui-même. Mais, qu'il survienne une crampe dans les sphincters musculaires de certaines artères qui se rendent au bulbe rachidien ou à une certaine étendue de la région cervicale de la moelle épinière, en voilà plus qu'il n'en faut pour expliquer l'attaque soudaine d'un accès épileptique ou d'une angine de poitrine ou même d'une éclampsie puerpérale. La contraction spasmodique a beau cesser au bout d'une demi-minute ou un peu plus : des troubles fonctionnels graves n'en ont pas eu moins le temps de se développer dans la région limitée du système nerveux où un arrêt subit de la circulation se serait produit de la sorte. Que serait-ce donc si, au lieu d'une simple contraction spasmodique passagère, il venait à se produire dans un certain nombre de ces sphincters artériels, une contracture véritable, à caractère permanent, comme on en observe si souvent dans tant d'autres sphincters musculaires apparents? Ne pourrait-il pas se former de la sorte des thromboses dans tous les vaisseaux où le sang serait ainsi immobilisé et même une gangrène plus ou moins étendue, suivant que la contracture s'étendrait à un plus ou moins grand nombre vaisseaux? — Je ne verrais pas l'inconvénient qu'il y aurait, de en se guidant sur les considérations qui précèdent, à traiter l'angine de poitrine de la même manière et avec une égale énergie que l'on traite déjà l'épilepsie, par le bromure de potassium. Car tout le monde sait que, dans le traitement de cette dernière maladie, le succès n'est attaché qu'à l'administration de fortes doses. Or je ne suis pas le seul à recommander cette pratique contre l'angine de poitrine. Car voici ce que dit, de son côté, M. le professeur Jaccoud [1] à propos

1. *Traité de pathologie interne*, t. Ier, p. 679.

du même traitement, en s'appuyant sur d'autres raisons que celles que j'ai fait valoir moi-même :

Guidé par l'analogie, je donnerais avec confiance le bromure de potassium à fortes doses.

Au lieu d'être limitée, la diminution de la pression sanguine est générale dans toutes les pyrexies et même à la suite d'un grand nombre d'inflammations locales. Comment se produit-elle et quelle influence peut-elle jouer dans le développement des lésions et des symptômes qu'on y observe? C'est là le secret de l'avenir, qui ne pourra être levé cependant que si tous les travailleurs à l'envi se mettent sérieusement à la besogne.

Mais cette question des fièvres me remet en mémoire un traitement des plus bizarres en apparence et des plus singuliers que l'on ait employés parfois pour combattre certains cas de fièvre intermittente. Sans vouloir me faire l'instigateur de ce moyen, que je ne connais pas par expérience, je crois cependant qu'il ne faut pas trop se hâter de dédaigner les traitements que l'on ignore ou que l'on ne comprend pas, surtout quand ils sont patronnés par des hommes tels que Lallemand.

Mais j'aime mieux laisser exposer par l'auteur lui-même de l'article suivant les principales particularités de ce moyen de traitement, ainsi que les effets thérapeutiques qu'il dit en avoir constatés :

La compression des vaisseaux, dit M. Bourgery[1], employée depuis quelques années en Angleterre pour guérir les fièvres intermittentes, a produit souvent les plus heureux effets, quoique exercée d'une manière tellement différente dans ces deux pays, qu'elle semble devoir produire un effet physiologique contraire. En effet, en Angleterre, Kellie, chirurgien de la marine, comprimait au moyen du tourniquet deux artères principales, une iliaque et une sous-clavière, et empêchait ainsi le sang d'arriver dans les membres; en France, on

1. *De l'emploi des ligatures circulaires des membres dans certaines maladies périodiques.* — *Archives générales de médecine,* 1re série, t. XV, 1827, p. 424 et suivantes.

a entouré les quatre membres d'une ligature circulaire, de manière à retenir le sang dans les veines des extrémités abdominales et thoraciques. On voit donc que, dans la méthode anglaise, on fait refouler le sang vers les cavités gauches du cœur, tandis que par la méthode française on empêche son retour dans les cavités droites.

Page 426 :

Il paraît que l'emploi des ligatures est pratiqué depuis longtemps en Angleterre; car M. Bourgery connaît un Anglais, directeur d'une grande fabrique, en Normandie, qui, depuis quarante ans qu'il habite la France, guérit habituellement les malades affectés de fièvres intermittentes, à l'aide d'une ligature appliquée au-dessus des poignets, avant l'accès; cet Anglais a vu, dès sa jeunesse. ce moyen employé avec succès dans son pays, et il est usité depuis longtemps dans le pays de Galles, comme un remède populaire. M. Lallemand, professeur à Montpellier, a fait connaître le premier une observation de guérison d'une fièvre intermittente, par la ligature circulaire des quatre membres. MM. Martinet et Robouan ont publié depuis des faits également concluants en faveur de ce moyen, mais il ne paraît pas qu'on l'ait employé pour combattre d'autres maladies, ainsi que l'a fait M. Bourgery...

Pour que les ligatures soient suivies de guérison dans les fièvres intermittentes, elles doivent être faites au début de l'accès, et lorsque le malade commence à éprouver du malaise et un léger frisson; on les applique à la partie supérieure des membres, on fait deux tours de bande assez serrés pour interrompre la circulation des veines superficielles et gêner les circulations artérielle et veineuse profondes...

Après quelques minutes, si les quatre membres sont liés à la fois, le malade éprouve des pandiculations, parfois des envies de vomir, la face pâlit, le pouls s'affaisse, un froid général le saisit, et, si l'on ne se hâte de desserrer un des membres, il survient une syncope au bout de cinq à dix minutes. Frappé de cet inconvénient, M. Bourgery a essayé de ne lier que deux membres à la fois, et dès lors il n'a plus observé de menace de syncope; aussi s'est-il toujours borné depuis à lier seulement deux membres, et il en a obtenu les meilleurs résultats. Quand l'engourdissement des membres liés commence à devenir douloureux, il lie les deux autres, et, après un instant, il enlève l'une après l'autre les deux premières ligatures, de manière à faire alterner cette compression de l'un à l'autre membre, et à diminuer, pour tous, les inconvénients de la distension par la stase trop prolongée du sang dans leurs vaisseaux.

Ce mode d'application est avantageux dans les cas où il est nécessaire de maintenir les ligatures pendant un temps considérable.

Page 430 :

Enfin, des faits intéressants qu'il a observés, M. Bourgery tire les
conclusions suivantes :

1° Les ligatures circulaires guérissent les fièvres intermittentes,
étant appliquées à l'invasion des accès;

2° Elles sont du plus grand secours dans les accès de suffocation
résultant d'une affection chronique des poumons;

3° Elles sont un auxiliaire utile dans les apoplexies qui tendent
à récidiver;

4° Elles rétablissent promptement la circulation dans les cas de
lipothymies par pléthore du cœur.

En outre, elles sont susceptibles d'une foule d'applications jour-
nalières; ainsi certaines hémicranies périodiques, les congestions
cérébrales après une longue contention d'esprit, les dyspnées et
oppressions de poitrine si communes dans les temps humides, cèdent
facilement à l'emploi de ce moyen.

Se serait-on jamais douté, sans l'étude de la série médicamenteuse, qu'il pouvait y avoir quelque analogie entre la
ligature de la racine des membres d'un malade et l'administration qui lui serait faite de quelques décigrammes de quinine?
Et cependant l'analogie est des plus complètes pour ceux qui
ont bien voulu suivre attentivement les développements de ce
travail, non seulement entre les effets produits dans le cas particulier de fièvres d'accès; mais encore dans ceux qu'indique
Bourgery dans ses conclusions, et qui sont bien pour la plupart les effets médicamenteux de la série excito-motrice elle-
même. Je ferai observer seulement que la différence qu'établit cet auteur en commençant au sujet de la compression
artérielle et de la compression veineuse est loin d'être aussi ra-
dicale qu'il le pense, en ce qui concerne du moins l'effet thérapeutique à en attendre. On n'a qu'à jeter un coup d'œil sur
la *fig.* 1 (p. 138) pour se convaincre, en effet, qu'on ne peut pas
augmenter la tension sanguine quelque part, sans qu'elle se
transmette de proche en proche sur tout le trajet circulatoire,
en admettant, bien entendu, qu'il n'existe aucune lésion des

valvules ou des orifices du cœur, ni aucun obstacle analogue quelque autre part. Or il est bien plus facile pratiquement d'apposer une ou plusieurs ligatures sur la racine des membres que d'établir une compression bien faite sur les principales ar-tères de ces membres.

Il est encore une particularité importante que je dois si-gnaler à propos de certaines fièvres graves et en général de tous les grands affaiblissements de l'organisme après une lon-gue maladie, par exemple, ou après une succession d'hémor-rhagies sérieuses, particularité dont je me suis occupé, dans un autre travail, en traitant de la physiologie pathologique de la fièvre typhoïde : elle a trait à la mort subite qui survient parfois au début de la convalescence, après un mouvement brusque ou une élévation subite de la tête. Or que doit-il se produire dans les cas de ce genre? La capacité du système vasculaire est trop grande pour le peu de sang qui s'y trouve concentré : la pression sanguine ne peut pas s'établir, faute d'une quantité suffisante de liquide dans les vaisseaux. Aussi qu'arrive-t-il ou du moins que peut-il arriver dans une éléva-tion brusque de la tête? C'est que le sang, obéissant à la pesan-teur, doit retomber du cerveau vers le cœur, tant du côté des artères que du côté des veines du cou. Telle est du moins l'explication qui m'a paru la plus plausible, pour rendre compte de certains cas de morts subites survenant sur le dé-clin de la fièvre typhoïde ou au début de la convalescence. Pa-reil effet ne pourrait-il pas se produire chez certaines femmes récemment accouchées se trouvant dans des conditions ana-logues de débilité générale? Mais je ne puis pas invoquer, à cet égard, la moindre expérience personnelle.

C'est par le même mécanisme que peut se produire et que se produit parfois une syncope mortelle après l'opération de la thoracocentèse. Mais ce mécanisme est ici plus complexe et réclame quelques explications pour être bien compris. Nous verrons même, chemin faisant, qu'il peut nous rendre compte de quelques autres accidents qui ont été signalés après cette même opération.

Examinons d'abord théoriquement quelles sont les modifications que doit imprimer à la circulation pulmonaire la présence
d'un épanchement de liquide dans la plèvre; nous compren-
drons mieux de la sorte de quelle nature peuvent être les accidents consécutifs à la ponction thoracique. Nous verrons enfin
un peu plus tard ce que l'expérience nous enseigne à cet égard.

Pour rendre la démonstration plus saisissante, pour qu'elle
saute aux yeux, si nous pouvons ainsi dire, représentons-
nous, comme nous l'avons déjà fait, la circulation sous forme
d'une ellipse, en ayant soin seulement de dédoubler la circulation des deux poumons, de la figurer distinctement pour
chacun d'eux (*fig.* 7).

Voyons, en premier lieu, ce qui doit se passer pendant que
le liquide s'accumule dans la plèvre, et supposons, par exemple, l'existence d'un épanchement dans lequel le poumon P,
affaissé contre la colonne vertébrale, ne recevrait de l'air que
dans le tiers de son étendue et aurait ses deux tiers réduits à
une inactivité fonctionnelle à peu près complète. Dans cette
dernière portion que j'ai représentée ombrée sur la figure, le
sang, lancé à travers la division *a p* de l'artère pulmonaire, ne
peut plus traverser les capillaires correspondants du poumon
ni revenir au cœur par les deux veines pulmonaires *v p*. Mais,
en admettant même que ce passage puisse encore s'effectuer,
il ne se fera certainement, pour peu que l'épanchement soit
abondant, qu'avec une difficulté des plus extrêmes. On peut
donc affirmer, sans crainte de se tromper, qu'il ne s'écoulera
par les capillaires de la portion de poumon affaissée qu'une
très minime partie du sang qui y passait à l'état normal.

Une première conséquence de ce fait consiste en ce que le
sang doit avoir une tendance à stagner tant du côté de l'artère
pulmonaire que des veines pulmonaires *a p* et *v p*. D'où la
formation possible de thromboses dans ces deux ordres de
vaisseaux et surtout dans l'artère pulmonaire. D'où encore
toute la série d'accidents d'embolie qui peuvent succéder à
ces thromboses. Une autre conséquence obligée consiste en
ce que le sang, qui se rendait habituellement dans toute

l'étendue du poumon P et qui n'en traverse plus que le tiers
de son étendue, est forcé de refluer dans le tronc de l'artère

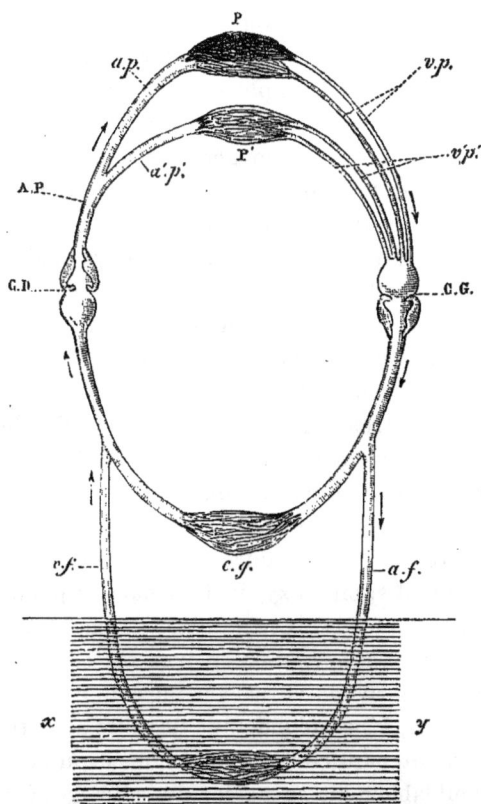

Fig. 7.

P. Poumon du côté où siège la pleurésie. — P'. Poumon du côté sain. — C. D. Cœur
gauche. — c. g. Capillaires de la circulation générale. — A. P. Artère pulmonaire. — a p et a' p'. Divisions de cette artère qui vont aux deux poumons. —
v p et v' p'. Les quatre veines pulmonaires allant des deux poumons à l'oreillette
gauche. Le sens des flèches indique la direction du cours du sang.

pulmonaire et par suite dans la division a' p' de cette artère.
La tension augmente donc dans ces vaisseaux et de proche en
proche dans tout le reste de l'appareil circulatoire.

Cette dernière particularité nous explique comment, la circulation étant devenue plus active dans le poumon sain, P′, la respiration doit s'y faire également mieux et y revêt si souvent les caractères de la respiration puérile. C'est le même effet que nous avons vu se produire, lorsqu'après avoir administré du seigle ergoté à un phtisique peu avancé, nous avons constaté une respiration plus forte des deux côtés de la poitrine, mais surtout du côté congestionné (p. 88).

Toutefois, cette tendance à l'activité plus grande de la circulation doit se trouver contre-balancée par une tendance en sens contraire résultant de la moindre oxygénation du sang par le fait de l'inertie fonctionnelle de l'un des poumons, P. Ce sont là deux tendances qui augmentent ou diminuent simultanément, chacune dans son sens, et neutralisent leurs effets dans une certaine mesure qu'il est impossible d'apprécier exactement. C'est ainsi que, d'une part, plus le poumon s'affaisse par la présence d'un liquide plus abondant, plus la tension sanguine augmente dans le poumon sain et que, d'autre part, cette tension doit au même moment diminuer dans tout l'appareil circulatoire par suite des difficultés plus grandes que doit subir l'oxygénation dans le poumon, P, de plus en plus comprimé. Cependant, l'augmentation de tension semble prédominer, si on en juge par cette activité plus grande que nous avons vu exister du côté de la respiration dans le poumon, P′, resté indemne de toute compression.

Voyons maintenant ce qui se passe ou ce qui doit du moins très vraisemblablement se passer du côté de la circulation pulmonaire après l'opération de la thoracocentèse. Il se passe là, en partie, ce que nous avons vu survenir chez le fœtus après la naissance. Le sang fait tout à coup irruption dans des vaisseaux où il ne pénétrait pas quelques instants auparavant. Il y a cette différence seulement que, chez l'enfant qui vient de naître, le sang arrive avec force dans l'artère pulmonaire, parce que la tension sanguine a augmenté, et ce dernier effet résulte de ce que le champ circulatoire s'est restreint par suite de l'élimination du placenta et du cordon ombilical.

Dans le cas qui nous occupe, au contraire, loin d'être rétréci, le champ circulatoire s'élargit notablement. D'où il suit que le sang, étant obligé de se mouvoir dans un espace plus grand, doit subir une moindre compression de la part des vaisseaux qui le contiennent. En d'autres termes, la pression sanguine diminue dans l'artère pulmonaire et de proche en proche dans tout l'appareil circulatoire.

Or quelles peuvent être les conséquences de cette diminution de tension?

Comme elle se fait toujours soudainement, après l'évacuation du liquide contenu dans la plèvre, si cette diminution est très forte, ce qui doit se produire surtout avec un épanchement considérable, il doit arriver, comme dans certains cas de fièvre typhoïde dont nous avons parlé et parfois aussi dans le mal des montagnes, que le sang, ne se trouvant plus en conduite forcée, cède à l'influence de la pesanteur. Aussi, en se retirant brusquement du cerveau tant par les artères cérébrales que par les veines jugulaires, peut-il donner lieu, dans un mouvement d'élévation de la tête, à une syncope qui devienne promptement mortelle.

Mais, que cette diminution de pression soit moins forte par le fait de la contractilité plus grande des vaisseaux du malade ou par suite du déplissement moins facile du poumon, en raison des adhérences plus ou moins fortes qui peuvent le retenir : dans ce cas, une syncope mortelle ne pourra plus survenir. Mais il pourra arriver que le sang, déjà lancé avec moins de force par le ventricule droit, circule difficilement dans les vaisseaux capillaires du poumon précédemment affaissé, vaisseaux qu'une inaction prolongée a dû rendre beaucoup moins contractiles. Ce poumon aura donc une tendance à s'engorger ou, en d'autres termes, deviendra le siège d'une congestion plus ou moins étendue et plus ou moins longue à se dissiper, suivant que la tension vasculaire mettra plus ou moins de temps à revenir à son état normal.

Tels sont les principaux accidents dont la genèse pouvait nous être révélée par la simple notion des changements qui

doivent nécessairement s'opérer à un degré plus ou moins
marqué dans la circulation pulmonaire, à la suite de l'opération de la thoracocentèse.

Voyons maintenant ce que l'expérience nous révèle sur ce
point. — Mais, pour éviter toute discussion qui nous entraî-
nerait trop loin, je me bornerai à extraire d'un résumé très
complet et très soigné de ces sortes d'accidents les quelques
citations suivantes auxquelles je regrette de ne pouvoir pas
donner une plus grande étendue :   -

On sait que cet accident (il s'agit des concrétions sanguines qui se
forment dans le cœur ou les vaisseaux pulmonaires), dit M. Lere-
boullet [1], est assez fréquent dans le cours de la pleurésie. L'état
cachectique des malades qui entraîne l'augmentation de la quantité
de fibrine et ses modifications chimiques prédispose à cette coagula-
tion du sang qui se trouve déterminée par les troubles de circulation née sous l'influence de la compression mécanique du poumon.
MM. Ball et Bucquoy ont démontré que ces concrétions sanguines
pouvaient se former spontanément dans l'artère pulmonaire, et
M. Négrié a cité dans sa thèse deux observations de pleurésies suivies de mort subite due à la formation rapide de caillots intra-cardiaques ou pulmonaires. Ces observations ont été empruntées à
MM. Bernutz et Daga. De son côté, M. Blachez (*Union médicale*, 1862)
a fait voir que, dans certains cas de pleurésie avec épanchement
modéré, ces caillots formés dans l'artère pulmonaire pouvaient, sous
l'influence d'une émotion vive ou d'un mouvement un peu brusque,
se déplacer, obstruer plusieurs vaisseaux de la petite circulation et
déterminer la mort subite par asphyxie. Nous avons déjà mentionné
une observation analogue de M. Vergely, et nous pourrions citer
encore celle de M. Labric (*Thèse de Paris*, 1870), qui reconnut la
formation de caillots intra-cardiaques chez un enfant pleurétique à
l'irrégularité extrême des bruits du cœur. M. Empis a observé un cas
dans lequel la mort était due à une embolie pulmonaire consécutive à
une thrombose de la veine saphène ; cette fois encore l'épanchement
était peu abondant (1 litre). Enfin, M. Vallin, dans le travail que
nous avons déjà rappelé, montre que la thrombose des veines pulmonaires peut donner naissance à des embolies qui déterminent la
mort subite par obturation des artères cérébrales. Toutes ces observations prouvent que dans la pleurésie, alors qu'il n'a point été pratiqué de thoracocentèse, la mort peut survenir subitement ou après

1. *Gazette hebdomadaire de médecine et de chirurgie*, 1876, p. 82.

un temps plus ou moins long. Mais il n'est pas moins vrai que la ponction du thorax et l'évacuation rapide du liquide peuvent aussi provoquer le déplacement de ces concrétions sanguines et donner naissance à des accidents de nature embolique. . . . .
. . . .

Mais nous avons hâte de rappeler et d'interpréter des observations moins discutables et au sujet desquelles on a pu, non sans raison, accuser la thoracocentèse : nous voulons parler des faits de congestion pulmonaire consécutifs à l'évacuation brusque et rapide du liquide épanché. Ces congestions pulmonaires s'observent.presque toujours lorsque l'épanchement a été un peu abondant. Dans les cas les plus simples, elles passent inaperçues. Deux ou trois heures après la ponction, quelquefois aussitôt après que l'on a retiré le trocart, ou même enfin dans les derniers instants de l'opération, on observe un léger degré de dyspnée avec toux quinteuse, fatigante, pénible, sans expectoration ou avec un peu d'expectoration séro-spumeuse. A l'auscultation, on perçoit alors, dans les régions précédemment occupées par l'épanchement, des bouffées de râles crépitants humides ou de râles sous-crépitants fins. Plus rarement, mais surtout quand l'épanchement a été très abondant, la congestion pulmonaire dure quelques jours ; elle se caractérise par un léger mouvement fébrile (que je n'ai jamais constaté après la thoracocentèse en l'absence de cette complication) avec légère submatité, râles crépitants humides ou sous-crépitants fins, surtout à la base, respiration plus ou moins rude en avant ou au sommet, expectoration séro-spumeuse, quelquefois sanguinolente, dyspnée. assez prononcée. Ces symptômes durent cinq à six jours, puis disparaissent sans laisser de trace. J'ai publié autrefois (*Montpellier Médical*, 1872) l'observation d'un malade chez lequel, après l'extraction de 5,250 grammes de sérosité, ces phénomènes de congestion pulmonaire ont été très marqués. MM. Moutard-Martin, Féréol et plusieurs autres médecins ont cité des cas de congestion pulmonaire intense avec expectoration albumineuse et œdème du poumon.

Enfin, beaucoup plus rarement encore, puisqu'il n'en existe qu'un très petit nombre d'observations authentiques, la congestion pulmonaire peut être assez intense pour tuer le malade par asphyxie.

Et pages 114 et 115 :

Il nous semble, en effet, que dans un certain nombre d'observations la congestion pulmonaire, alors même qu'elle a pu être constatée à l'autopsie, n'aurait pas suffi à tuer le malade. Ce qui le prouve, c'est que, dans les cas auxquels nous faisons allusion, la mort est survenue brusquement, sans agonie, sans les symptômes d'asphyxie

qui s'observent après une congestion pulmonaire un peu intense.
Nous n'hésitons point, en conséquence, à nous rallier à l'opinion
émise par M. Raynaud dans la discussion soulevée à la Société médicale des hôpitaux après la communication de M. Legroux et le
rapport de M. Desnos. Nous pensons même que le malade dont à
ce propos M. Desnos a cité l'observation dans son remarquable rapport (*Union médicale*, 1875, p. 557), a succombé plutôt encore à une
syncope qu'à une congestion pulmonaire. Il en est de même du
malade observé par M. Legroux, malade dont l'histoire a été rappe-
lée dans la *Gazette hebdomadaire* (1875, p. 573). . . . .

Le plus souvent, d'ailleurs, ce n'est pas immédiatement après le
traumatisme que nécessite la thoracocentèse, c'est après quelques
minutes ou même plusieurs heures que survient la syncope. . .

. . . .

. . . . . Mais il nous faut cependant retenir de l'étude de tous
ces faits cette conclusion que presque toujours la mort a été due à
l'anémie des centres nerveux. A ce point de vue, les observations de
MM. M. Raynaud, Brouardel et Vallin se rapprochent de celles de
MM. E. Besnier et Legroux. Or, de ce fait que dans tous ces cas la
syncope ou les accidents épileptiformes observés à sa suite sont liés
à une anémie des centres nerveux, on peut tirer cette conclusion
pratique qu'il importe de ne jamais pratiquer la thoracocentèse que
sur un malade couché dans le décubitus dorsal.

J'ajouterai, pour ma part, comme conclusion pratique de
toutes ces prémisses, qu'il me paraîtrait opportun, dans le
cas où l'un des accidents précités viendrait à se produire brusquement, de faire immédiatement une injection sous-cutanée
d'ergotine et même de la renouveler quelques heures plus
tard ou le lendemain et jours suivants, s'il y avait lieu. Ce qui
importe le plus, en effet, dans les cas de ce genre, c'est de ne
pas perdre du temps et d'agir rapidement sur la contractilité
des vaisseaux pulmonaires, de façon à prévenir, si la chose est
possible, les funestes effets de cette dépression brusque de la
tension sanguine. A défaut d'ergotine, ce serait certainement le
cas de recourir ici à la constriction de la racine d'un ou de
plusieurs membres, constriction qui peut toujours se faire
vite et sans préparatifs, et doit amener, nous l'avons déjà vu
(p. 196), une augmentation rapide de la tension sanguine générale. Cette constriction serait l'équivalent de la ligature du cor-

don chez le nouveau-né, et servirait à restreindre momentanément le champ circulatoire et à augmenter ainsi la tension du
sang dans les vaisseaux pulmonaires, tout le temps que le
lien constricteur resterait appliqué. On pourrait, d'ailleurs,
pour mieux faire tolérer ce dernier, le fixer alternativement
sur l'un et l'autre des membres supérieurs ou inférieurs,
comme l'a déjà recommandé Bourgery qui s'est si souvent
servi de ce moyen et pour les cas les plus variés.

Une pareille constriction cependant ne me paraît remplir
que fort imparfaitement le but proposé dont je viens de défi-
nir les conditions. Elle gagnerait sans nul doute à être rem-
placée par une compression plus méthodique de la totalité de
l'un des membres inférieurs ou même des deux, si l'on jugeait
après expérience qu'il y eût nécessité d'y avoir recours. Cette
compression pourrait s'établir à l'aide de la bande élastique
d'Esmarch, s'il s'agissait de parer à un danger imminent, et,
dans ce cas, elle ne pourrait guère être prolongée sans inconvénient au delà d'une demi-heure ou d'une heure tout au
plus. Mais, dans la plupart des cas, elle pourrait être faite au
moyen d'un bandage ouaté fortement serré, qu'il serait facile
de laisser en place un ou plusieurs jours de suite, suivant les
effets obtenus.

Cette vue théorique me remet en mémoire un enseignement que j'ai reçu de l'un des hommes de nos jours qui ont
jeté le plus grand éclat sur notre profession, enseignement
dont je viens à peine, après dix ans, de comprendre toute
l'importance. En mars ou avril 1871, peu de temps après le
siège de Paris, Nélaton étant venu passer quelques semaines
dans notre ville, j'ai eu occasion de lui montrer un enfant
d'une douzaine d'années, atteint d'une tumeur blanche du
genou et pour lequel il m'avait recommandé l'emploi prolongé d'un bandage compressif ouaté sur toute l'étendue du
membre malade. Après m'avoir minutieusement indiqué la
manière d'appliquer cet appareil, il prescrit à l'enfant un
régime fortifiant et lui permet l'exercice quotidien à pied et
au grand air, ce qui me cause, je l'avoue, un assez grand

étonnement. Puis, me prenant à part et voulant me convaincre de l'excellence de ce bandage, il me dit avec une sorte
d'animation que je ne lui connaissais pas : « Suivez, suivez
avec soin les effets de ce traitement, et vous verrez qu'ils
dépasseront de beaucoup le peu de fonds que l'on serait tenté
de faire sur un moyen aussi simple. L'idée m'en a été suggérée par des considérations physiologiques importantes :
c'est un traitement qui restera. C'est certainement ce que j'ai
fait de mieux dans toute ma carrière. » Et avec son tact de
grand praticien : « Prescrivez en même temps, ajouta-t-il, une
pommade quelconque grise ou jaune, que vous appliquerez
sur le genou, chaque fois que vous renouvellerez l'appareil.
Ce n'est pas que vous deviez en attendre le moindre effet salutaire ; car tous ces topiques sont absolument sans action.
Mais les malades sont des malades. Or n'oubliez pas que, pour
eux, c'est cette pommade qui passera pour le remède souve-
rain ; c'est à elle qu'ils attribueront plus tard leur guérison,
et sans elle, la plupart d'entre eux ne croiraient pas à l'efficacité de l'appareil. Qu'importe après tout, pourvu qu'ils
guérissent ! Pour vous, sachez que c'est à la compression permanente du membre et uniquement à cette compression que
vous devrez les résultats étonnants dont je vous promets que
vous serez souvent témoin. »

L'enfant n'a pas tardé, en effet, à s'améliorer sous l'influence de ce traitement, et il s'est trouvé relativement dans
d'excellentes conditions de santé, quand il a quitté Pau, deux
mois environ après l'application du premier appareil. N'ayant
pas eu occasion de le revoir dans la suite et n'ayant jamais
reçu de ses nouvelles, j'ignore si l'amélioration a toujours progressé et si une guérison parfaite s'en est suivie. Mais j'ai observé plus tard quelques autres cas dans lesquels j'ai vu se réa-
liser, en effet, les succès complets qui m'avaient été annoncés.

J'ai tenté à diverses reprises de savoir de la bouche de
Nélaton lui-même quelles étaient les considérations physiologiques sur lesquelles il s'appuyait. Mais, que sa réticence ait
été fortuite ou calculée, je n'ai jamais pu obtenir de lui la

moindre explication à cet égard. Toujours est-il que j'ai été vivement frappé de la grande importance qu'il attachait à l'emploi d'un moyen qu'il appelait lui-même des plus simples, et je suis sûr que tous ceux qui ont connu la réserve et la sûreté de jugement de cet illustre chirurgien ne prendront pas pour de vains propos ce qui n'était assurément de sa part que l'expression d'une conviction très réfléchie et nullement d'une préoccupation personnelle tout à fait indigne de lui.

Sans pouvoir connaître au juste l'idée qui l'a guidé dans le choix de ce traitement qu'il appliquait de la même façon aux ulcères variqueux, j'ai l'intime persuasion qu'il n'attendait pas des effets purement locaux de cette compression prolongée. Il a dû voir sans doute qu'en soustrayant à l'articulation affectée une partie du sang qui lui arrivait en excès et ne produisait ainsi que des désordres de plus en plus marqués, cette compression méthodique rendrait à tous les organes du corps une grande partie de ce sang, qui serait de la sorte beaucoup mieux utilisé pour les besoins de la nutrition générale.

Quoi qu'il en soit, après les recherches approfondies auxquelles je viens de me livrer sur le rôle considérable de la pression sanguine dans la production de diverses affections morbides, rôle qui ne fera que grandir avec le temps, lorsque la question sera reprise par des hommes d'une autorité imposante, je crois m'expliquer parfaitement aujourd'hui les raisons de l'importance si méritée qu'attachait mon regretté maître aux effets salutaires de cette compression prolongée. Et, pour terminer cette longue digression, ne voit-on pas dans ces effets une parenté des plus frappantes avec ceux que nous avons vu se produire dans l'ostéomyélite par l'emploi de quelques-uns des agents de la série excito-motrice? Or qu'y a-t-il là d'étonnant, puisque les uns et les autres peuvent se rapporter en définitive à la même action physiologique[1]?

1. Depuis que j'ai écrit ces lignes, j'ai acquis tout récemment la preuve que l'application d'un bandage ouaté compressif sur le membre inférieur produit instantanément un ralentissement du pouls assez marqué, comme le ferait l'un des agents de la série excito-motrice. Quoiqu'il soit encore

Mais, pour revenir aux accidents consécutifs à la thoracocentèse qui m'ont entraîné par voie d'analogie aux développements qui précèdent, je suis convaincu pour ma part qu'ils
pourraient être sinon conjurés du moins atténués dans une
large mesure par la même compression méthodique de l'un
des membres inférieurs. — Pourquoi s'en étonner? Que fait-
elle autre chose que fermer à demi l'une des importantes
écluses disséminées sur le trajet du sang, que forcer ainsi ce
dernier à ne pas stagner dans le poumon, à circuler plus vite,
en d'autres termes, dans tout organe important où les vaisseaux devenus trop faibles ne pourraient plus le faire cheminer dans des conditions à peu près normales? Est-ce que
l'homme des champs qui veut simplement arroser et nullement noyer toutes les herbes de son pré, n'est pas obligé de
fermer et d'ouvrir telle ou telle vanne alternativement, de
façon à assurer partout la libre et régulière distribution du
cours d'eau dont il dispose? Pourquoi donc le médecin, qui
devrait aussi raisonner tout traitement avant de l'appliquer,
serait-il plus ridicule, pour prendre une comparaison plus
relevée, que l'ingénieur qui, se trouvant aux prises avec une

unique, ce fait est trop important pour que je n'en dise pas ici quelques
mots :

Le 9 novembre dernier (1881), j'ai appliqué un de ces appareils chez une
jeune fille de 15 à 16 ans, laquelle était atteinte d'une hydarthrose très
volumineuse du genou gauche avec quelques signes d'arthrite sub-aiguë
sans gravité. La compression a été faite avec soin et aussi uniformément
que possible, sans offrir rien d'exagéré. Or j'ai compté à huit reprises
différentes le nombre de pulsations radiales, moitié avant et moitié après
l'application du bandage en question. Les chiffres observés ont été les
suivants :

Avant et à 3 ou 4 minutes d'intervalle entre chaque constatation :
88-96-84 et 84. — *Moyenne* : 88.

Après : la première constatation, cinq minutes après l'application de
l'appareil et les suivantes à 3 ou 4 minutes d'intervalle l'une de l'autre :
84-88-72-76. — *Moyenne* : 80.

Il y a donc eu 8 pulsations de moins, par le fait de cette compression, et
je dois ajouter que je me suis livré à ces divers examens du pouls pendant
que la malade était tout à fait calme et ne pouvait aucunement se douter
de l'importance que j'y attachais. Le bandage a été appliqué depuis le pied
jusqu'à l'union du tiers inférieur avec le tiers moyen de la cuisse.

redoutable inondation, et dans le but de protéger une contrée dont la garde lui est confiée, viendrait à opposer à l'eau tel ou tel obstacle déterminé, après s'être bien rendu compte de la direction et de la violence du courant? — Si l'on pouvait, d'ailleurs, dans la question qui nous occupe, conserver encore quelques doutes sur l'efficacité très probable, sinon certaine, du bandage ouaté (car il n'y a de certitude clinique que celle qui repose sur l'expérience), on n'aurait qu'à jeter un coup d'œil sur la *fig.* 7. On peut y voir comment la compression exercée en *x y*, sur tout le membre inférieur, doit faire refluer le sang de l'artère et de la veine fémorales dans les gros vaisseaux de la grande circulation. Or il doit nécessairement résulter de là que la tension augmente bien vite dans tout le système circulatoire, et que cette augmentation de tension dont l'artère pulmonaire ressentira presque instantanément l'influence, imprime une impulsion énergique au cours du sang dans le poumon disposé à s'engorger.

Lorsqu'on n'a que l'unique préoccupation d'arriver à la connaissance de la vérité, et de la vérité utile surtout comme l'est la vérité thérapeutique, c'est un mauvais moyen pour apprécier la valeur réelle d'un traitement quelconque, que de juger ce dernier sommairement, c'est-à-dire sans chercher à se rendre compte des raisons bonnes ou mauvaises qui en ont motivé l'emploi. Que d'esprit ne peut-on pas faire, si peu favorisé qu'on soit de la nature, lorsqu'on devient témoin d'une pratique nouvelle dont le mobile vous échappe et qui étonne toujours par cela seul qu'elle est nouvelle! Par contre, ne peut-il pas arriver et n'arrive-t-il pas parfois, quoique plus rarement, qu'une mauvaise théorie soit mise au service d'une excellente pratique? Aussi, est-il toujours sage de se montrer indulgent envers ceux qui travaillent et de suspendre son jugement, jusqu'à ce qu'on ait soumis à une critique minutieuse mais impartiale ainsi qu'au meilleur des contrôles, à l'expérience, toutes les idées théoriques nouvelles, consciencieusement élaborées, ainsi que les traitements qui en ont été la conséquence.

Je crois être en droit, pour ma part, quelque surprenante qu'une semblable opinion puisse paraître *à priori*, de justifier l'application du moyen dont j'ai si longuement parlé, au traitement des accidents consécutifs à l'opération de la thoracocentèse.

Cette fois encore, on le voit, les faits, d'accord avec le raisonnement, démontrent toute l'importance du rôle que joue cette tension sanguine dans une multitude de phénomènes morbides obscurs ou du moins ayant échappé jusqu'à ce jour à toute explication physiologique rationnelle.

Ce ne sont pas là les seuls éclaircissements fournis par cette donnée si féconde en applications instructives ou utiles. Tous les médecins savent le rôle considérable que l'asphyxie joue à la période terminale de toutes les maladies, comme l'a si bien démontré Faure [1], dans un excellent travail sur le *Chloroforme et l'asphyxie*. Quoi d'étonnant ! Est-ce que l'anéantissement des forces musculaires n'est pas le signe précurseur de presque tous les genres d'agonie ? N'est-ce donc pas, dans ce moment suprême, que la pression sanguine doit être réduite au *minimum*, avant de disparaître à tout jamais ?

Mais il ne suffit pas de savoir que l'asphyxie est, pour ainsi dire, l'aboutissant obligé de toutes les affections morbides qui doivent avoir une terminaison fatale. Il s'agit encore d'approfondir et de déterminer, dans chaque cas, le mécanisme intime par lequel elle se produit, de montrer *ab ovo* l'enchaînement des lésions et des symptômes qui, dans telle ou telle affection morbide, doivent conduire à ce dénouement funeste. Ce n'est pas tout, en d'autres termes, de connaître la porte de sortie des diverses affections mortelles ou pouvant devenir mortelles, il faut encore se mettre en mesure d'en indiquer avec précision et la porte d'entrée et le chemin parcouru à travers les tissus ou les organes successivement envahis.

Or c'est là une tâche des plus ardues que les progrès de la

1. *Archives générales de médecine,* 1858, 6e série, t. XII.

physiologie pathologique mèneront un jour à bonne fin et dans l'accomplissement de laquelle l'intérêt des malades aussi bien que la curiosité de l'esprit trouveront une égale et légitime satisfaction. Les quelques tentatives auxquelles je me suis livré sur ce terrain neuf et d'un accès si difficile, m'ont prouvé non seulement que cette porte d'entrée est loin d'être toujours la même, ce que l'on aurait déjà pu soupçonner et même savoir *à priori*, mais encore qu'elle réside parfois dans tel ou tel lieu de l'organisme où l'on n'aurait guère été tenté de la chercher.

A l'appui de mon assertion, je crois devoir indiquer ici, en quelques mots et à grands traits, la filiation des lésions et des symptômes dans les quelques affections morbides dont j'ai plus particulièrement étudié le mode d'évolution ou, si l'on aime mieux, la *physiologie pathologique*. Que le lecteur veuille bien se rassurer : le court exposé que je vais faire n'est nullement aride, il offre au contraire, j'ose le croire du moins, un grand intérêt pour le clinicien. Ce qui est aride et ce qui nous attire tous cependant avec une force irrésistible, c'est le travail préalable de recherches consciencieuses qu'il exige et auquel, pour ma part, je me suis livré ailleurs ; mais on comprend que je ne puisse pas ici donner de nouveau les preuves des diverses assertions auxquelles j'ai été conduit.

Dans le choléra, par exemple, l'agent morbide, très-probablement introduit dans l'organisme par les voies respiratoires porte ses ravages dans tout l'appareil vasculaire à sang rouge et principalement sur ses parties terminales, c'est-à-dire sur les capillaires de la grande circulation. Tous ces capillaires se dépouillent intérieurement, leur endothélium tombe et obstrue plus ou moins la lumière des dernières ramifications aortiques. Or c'est par les capillaires ainsi dénudés de la paroi intestinale que s'échappe l'eau du sang en quantité considérable. Il suit de là que les globules sanguins ne peuvent plus circuler et se déposent dans tous les points rétrécis, c'est-à-dire dans tous les capillaires aortiques : c'est ce qui nous explique la *cyanose*. Mais, ces globules et en particulier les hématies ne revenant plus aux poumons, l'oxygène ne peut plus être porté par eux dans tous les recoins de l'organisme, l'asphyxie se déclare et la mort arrive, dès que les divers éléments anatomiques qui constituent le corps humain ne se trouvent plus en contact avec une suffisante quantité d'oxygène. Ici, loin d'être affaiblis, le cœur et les muscles vasculaires et même le système musculaire tout entier sont violemment surexcités, et la preuve, c'est que certaines contractions fibrillaires persistent encore après la mort. Ce n'est donc pas par l'impuissance des muscles cardio-vasculaires, mais bien par le manque d'eau dans le sang que les hématies ne parviennent plus aux poumons, où ils devraient venir normalement renouveler à chaque instant leur provision d'oxygène.

Il n'en est plus de même dans la fièvre typhoïde, où nous avons vu la scène morbide s'ouvrir par une altération plus ou moins prononcée de toutes les fibres musculaires du corps. Mais le résultat final est le même : les globules rouges, n'étant plus poussés avec assez de force, s'arrêtent dans les capillaires aortiques et ne vont plus aux poumons, l'asphyxie se déclare et se prononce de plus en plus, et enfin la mort survient comme dans le choléra, lorsque les éléments anatomiques ne sont plus en contact avec une suffisante quantité d'oxygène.

C'est par un mécanisme tout différent que l'asphyxie terminale se produit dans la rage. Ici, c'est un virus qui, après s'être attaché aux fibrilles nerveuses sensitives, chemine lentement et sans bruit jusqu'au moment où il atteint le bulbe rachidien. La violente perturbation qu'il occasionne en arrivant dans cet organe important se propage dans tous les centres vaso-moteurs qui se trouvent disséminés le long de l'axe encéphalo-médullaire. D'où une paralysie consécutive de tous les nerfs vaso-moteurs qui en partent et vont se distribuer à toutes les artères du corps. D'où encore un défaut d'action des muscles vasculaires, laquelle entraîne l'asphyxie et la mort, en s'opposant à une oxygénation suffisante des globules rouges du sang.

Dans le mal des montagnes enfin, c'est le globule sanguin, comme nous l'avons déjà vu, qui est primitivement atteint. L'asphyxie s'établit d'emblée et peut encore, quoique bien rarement, aboutir à la mort, si elle est portée au point que l'oxygène n'arrive plus qu'en très minime quantité aux divers éléments anatomiques.

Ce sont là quatre genres d'asphyxie bien distincts les uns des autres et dans lesquels l'altération primitive se produit dans des sièges différents. Tandis que celle-ci occupe dans le choléra l'endothélium des capillaires aortiques, et dans la fièvre typhoïde tous les éléments du système musculaire, elle frappe la cellule nerveuse dans la rage et le globule sanguin dans le mal des montagnes. Voilà donc quatre portes d'entrée différentes pour une seule porte de sortie. Et combien d'autres fissures d'entrée n'existe-t-il pas que j'ignore entièrement !

Il semblerait, à n'envisager que notre seul microcosme médical, que toute l'existence de l'homme se passe sur le bord profondément raviné d'un précipice circulaire. Une fois lancé sur cette étroite bande de terrain semée d'écueils, il ne lui est plus permis de revenir en arrière, et à chaque pas qu'il fait, il s'expose à être poussé dans le gouffre par l'un ou l'autre des innombrables agents morbides qui se dérobent sur sa route. Mais, en admettant que pareil malheur lui arrive, avant d'atteindre le fond du précipice, il parvient par n'importe quel ravin dangereux jusqu'à une zone circulaire où il est saisi par l'asphyxie et d'où il lui est encore possible de remonter parfois pour regagner la terre ferme. Mais, s'il est assez heureux pour faire plus ou moins lentement le tour entier de ce plateau accidenté, il est un dernier ravin où il tombera épuisé de fatigue pour ne jamais plus s'en relever.

De quel puissant intérêt ne serait-il pas pour le pathologiste, c'est-à-dire pour le médecin et pour le chirurgien, de

connaître exactement toutes les voies d'introduction dans
notre corps des divers agents morbides qui nous entourent,
ainsi que la marche suivie par les affections variées qu'ils
engendrent depuis la première étape inconnue, jusqu'à la
dernière que nous connaissons déjà et qui est caractérisée
par l'asphyxie! Parmi ces affections, il en est une, personne
ne l'ignore, contre laquelle toute lutte est impossible : c'est
la *sénilité*. Mais celle-ci elle-même nous conduit au terme
fatal en nous faisant passer par l'asphyxie. Que dis-je! la
mort par vieillesse, si jamais on l'observe, ne sera autre
chose qu'un vrai type d'asphyxie, une asphyxie pure et sans
mélange. Quel devrait être, en effet, le prélude obligé de ce
genre de mort, sinon un affaiblissement extrême de tous les
systèmes organiques et du système musculaire en particulier? Or, que l'on suppose l'impuissance des muscles cardio-
vasculaires arrivée au point que le cheminement du sang ne
soit plus possible dans les vaisseaux, et l'asphyxie se décla-
rera *ipso facto*, et cette fois sans le moindre espoir d'un effort
rétrograde : car la mort est une loi inéluctable pour tout
être qui a vécu.

On voit, par ces considérations, que la mort naturelle
devrait avoir bien des traits de ressemblance avec la mort
par fièvre typhoïde. Devons-nous être surpris d'après cela
que tant d'affections morbides se compliquent de ce que
l'on appelle *un état typhoïde*, tant chez les vrais vieillards que
chez ceux qui sont devenus vieux avant l'âge!

Il ressort encore de ce qui précède qu'on ne doit admettre
en définitive *qu'un seul genre de mort*, c'est la mort, non par
défaut d'oxygénation du sang à proprement parler, *mais par
défaut de contact des éléments anatomiques avec un sang suffisamment oxygéné.* Dans une hémorrhagie consécutive à l'ouverture d'un gros vaisseau artériel, le sang qui s'échappe de
la plaie est très riche en oxygène. Mais qu'importe au blessé
qui le perd à peu près tout! Il vaudrait mieux pour lui que ce
sang fût moins riche et pût continuer à alimenter chacun de
ses organes. Pour que la vie se maintienne, il faut donc

qu'une dose *minima* d'oxygène se trouve partout en contact avec nos tissus, et inversement, pour qu'elle cesse, il faut que cette même dose *minima* ne puisse plus, pour une cause ou pour une autre, arriver à ces mêmes tissus.

Mais, pour passer à un autre ordre d'idées, je dirai que j'ai été frappé en maintes occasions de ma pratique, de deux effets produits par le sulfate de quinine, effets qui semblent contradictoires et que j'ai vu se produire également par le seigle ergoté. Ces deux effets consistent en ce que l'un ou l'autre de ces médicaments peut arrêter l'écoulement de sang chez un bon nombre de femmes atteintes de métrorrhagie idiopathique et que le même médicament fait revenir la menstruation chez beaucoup d'autres femmes sujettes à de longs ou à de fréquents retards des règles. Qu'arrive-t-il dans le premier cas? C'est que la contractilité musculaire doit être faible sur les vaisseaux qui charrient le sang vers l'utérus ou sur les petits vaisseaux de la muqueuse utérine elle-même. Or, en redonnant à ceux-ci la tension sanguine qui leur manque, la quinine ou l'ergot de seigle arrête l'écoulement de sang; les petits sphincters disséminés le long des artères utérines reprennent ainsi leur fonctionnement normal et régulier. Que l'on suppose au contraire que la tension sanguine soit relativement beaucoup plus faible dans l'ensemble du système vasculaire qu'elle ne l'est dans le seul département utéro-ovarien, et l'on se rendra parfaitement compte que le même médicament puisse encore contribuer et toujours par le même mécanisme à faire revenir les règles.

Cette dernière explication peut même s'appliquer, jusqu'à un certain point, à un phénomène physiologique bien curieux, lequel a éveillé bien des fois l'attention des physiologistes et des médecins : je veux parler du retour périodique de l'écoulement menstruel. Or que se passe-t-il chez une femme qui a ou vient d'avoir ses règles? Sa tension sanguine a évidemment diminué et elle ne se rétablit que peu à peu. Que faut-il pour que les règles reparaissent? Il faut que la tension sanguine générale soit suffisante pour pouvoir forcer les

artères utérines et utéro-ovariennes, absolument comme elle
a dû l'être, je l'ai déjà dit, pour forcer les artères mammaires,
lors de l'établissement de la sécrétion lactée après l'accouchement. Et nous retrouvons ici cette même disposition
anatomique que nous avons déjà trouvée dans le cordon ombilical et que la nature semble employer pour affaiblir les
effets de la pression sanguine, je veux parler de la disposition
héliçoïdale des vaisseaux artériels si abondants qui se rendent
à l'utérus. Il doit falloir du temps et il faut du temps, en effet,
pour que la pression sanguine générale se transmette jusque
sur la muqueuse utérine, à travers ce long et étroit canal tor-
tueux formé par l'artère ovarienne et à travers les autres
artères utérines non moins tortueuses qui arrivent par les
bords latéraux de l'utérus. Mais une fois cette transmission
effectuée, tout le système artériel utéro-ovarien devient rigide
les courbures des vaisseaux tendent à se redresser et comme
ceux-ci sont maintenus dans une position fixe, ils laissent
échapper le sang par des ruptures qui se font dans les capillaires peu résistants du réseau sous-épithélial de la muqueuse
utérine. S'il m'était permis de faire intervenir la physique en
cette question et si surtout *parva liceret componere magnis*, je
dirais volontiers que cette turgescence de vaisseaux flexueux
s'opère à la façon du redressement que l'on voit se produire
dans le tube métallique contourné d'un manomètre de Bour-
don, sous l'influence de l'énorme pression exercée par un puissant jet de vapeur. On a comparé, et non sans raison sans
doute, l'état des organes sexuels avant l'apparition des
règles à une sorte d'érection de tout l'appareil génital. Or
voilà par quel mécanisme bien simple s'opère cette érection
et peut-être aussi celle des autres organes érectiles : c'est par
une augmentation de pression sanguine locale, à la production de laquelle doivent concourir sans doute d'autres agents
que nous n'avons pas à étudier ici.

Quant au temps que met cette pression sanguine à produire l'écoulement menstruel, rien d'étonnant à ce qu'il soit
toujours le même, puisque ce sont toujours les mêmes ar-

tères qui supportent la même pression sanguine, et le terme
fixe de vingt-huit à trente jours n'est pas plus surprenant que
celui de trois jours qui est ordinairement nécessaire à l'établissement de la sécrétion lactée. Que si on veut aller plus
loin et qu'on se demande pourquoi ce terme de trente jours
au lieu de quinze ou vingt par exemple, je répondrai que dans
l'ordre physiologique comme dans l'ordre physique ou chimique, le pourquoi des phénomènes primitifs nous échappe
toujours et que notre curiosité ne peut s'exercer que sur
l'enchaînement des phénomènes secondaires.

Je ne veux pas quitter cette question de physiologie pathologique générale, sans dire quelques mots des variations pro-
bables subies par la pression sanguine, dans la production
de divers néoplasmes et en particulier du tubercule. Cette
formation de néoplasmes est-elle toujours précédée d'une
sorte de congestion partielle qui semblerait indiquer un certain degré de diminution de la tension sanguine de l'organe
envahi? C'est uniquement en combattant cette congestion
locale préalable que les divers agents de la série excito-motrice
peuvent se montrer et se montrent réellement utiles à des
degrés divers, dans le traitement de la tuberculose pulmonaire.

Je n'ai parlé jusqu'à présent que de l'action de la diminution partielle ou générale de la pression sanguine dans le
développement de certaines affections morbides, et je ne veux
dire que quelques mots de l'excès de tension qui doit exister
et existe, en effet, dans d'autres cas. On comprend parfaitement que, si pour une cause ou pour une autre, cette tension
devient trop forte, l'excès de pression doit se faire sentir sur
les parties les plus faibles du système circulatoire. De là, la
fréquence sans doute des apoplexies pulmonaires et cérébrales, de là, la production de ces anévrysmes miliaires des
petites artères cérébrales, qu'a si bien décrits M. le professeur
Bouchard. — Je dirai encore que, lorsque la tension devient
excessive, comme cela arrive dans l'air fortement comprimé,
dans certaines pneumonies ou autres inflammations, dans

l'éclampsie puerpérale, etc., le pouls devient petit et assez difficile à percevoir. Or que fait la saignée dans ces cas-là? Elle diminue la tension sanguine et redonne cependant au pouls son ampleur ordinaire, deux effets qui semblent contradictoires et qui s'expliquent cependant de la manière la plus claire.

Il me serait facile d'étendre encore le rôle de la pression sanguine à la production de beaucoup d'autres affections morbides. Mais j'en ai dit assez pour montrer que ce rôle est considérable, et demande à être étudié avec le plus grand soin dans chaque cas particulier. Si mes recherches pouvaient appeler l'attention de tous les hommes éclairés et de progrès sur cette question si grande et si intéressante de physiologie pathologique générale, mon but serait entièrement rempli.

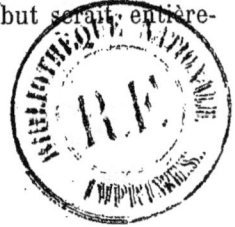

CONCLUSION GÉNÉRALE

L'étude du médicament *qui éclaire incontestablement le terrain limité où elle se meut, tend néanmoins à rétrécir le champ thérapeutique, en raison des tendances exclusives qu'elle fait ou laisse naître dans l'esprit.* **L'étude de la série médicamenteuse,** *au contraire, éclaire d'une vive lumière, et dans tous ses points, ce vaste champ thérapeutique et l'agrandit considérablement.*

Dans la première étude, c'est le médecin qui se débat seul, au milieu de difficultés immenses. — **Dans la seconde,** *ce sont tous les médecins qui s'organisent pour vaincre en commun ces mêmes difficultés.*

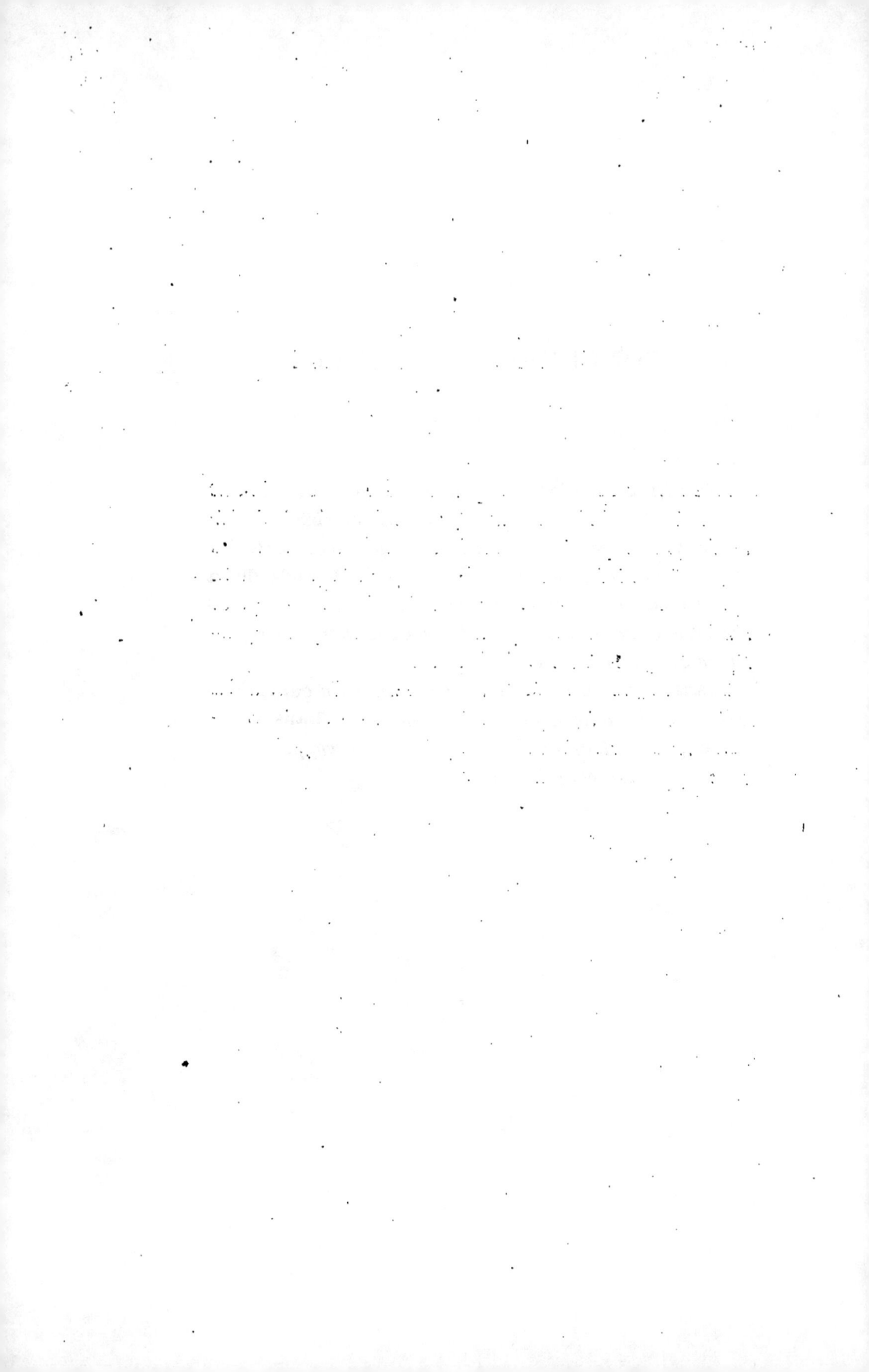

TABLE DES MATIÈRES

II

Étude comparative des agents de la série sédative et excito-motrice.

III

De l'introduction de l'oxygène dans la série par voie d'induction physiologique.

I V

DE QUELQUES APERÇUS SUR LE ROLE PHYSIOLOGIQUE
DE LA PRESSION SANGUINE
A L'ÉTAT DE SANTÉ ET A L'ÉTAT DE MALADIE.

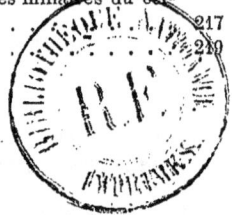

Paris. — Typ. G. Chamerot, 19, rue des Saints-Pères. 11740.

PARIS

TYPOGRAPHIE GEORGES CHAMEROT

19, RUE DES SAINTS-PÈRES. 19

www.ingramcontent.com/pod-product-compliance
Lightning Source LLC
Chambersburg PA
CBHW071656200326
41519CB00012BA/2534